中医药畅销书选粹·入门进阶

中医启蒙四小经典——

《雷公药性赋》《汤头歌诀》《医学三字经》《濒湖脉学》

黄斌 王婷 郑葵 王青 校注

U0334763

中国中医药出版社·北京

图书在版编目（CIP）数据

中医启蒙四小经典/黄斌等校注. —2 版. —北京：中国中医药出版社，2012.1（2023.10重印）（中医药畅销书选粹. 入门进阶）

ISBN 978 - 7 - 5132 - 0689 - 1

Ⅰ. ①中… Ⅱ. ①黄… Ⅲ. ①中国医药学 – 基本知识
Ⅳ. ①R2

中国版本图书馆 CIP 数据核字（2011）第 246292 号

中国中医药出版社出版

北京经济技术开发区科创十三街 31 号院二区 8 号楼
邮政编码　100176
传真　010 - 64405721
三河市同力彩印有限公司印刷
各地新华书店经销

开本 880 × 1230　1/32　印张 8.375　字数 219 千字
2012 年 1 月第 2 版　2023 年 10 月第 9 次印刷
书号　ISBN 978 - 7 - 5132 - 0689 - 1

定价　26.00 元
网址　www. cptcm. com

服 务 热 线　010 - 64405510
购 书 热 线　010 - 89535836
维 权 打 假　010 - 64405753

微信服务号　zgzyycbs
微商城网址　https：//kdt. im/LIdUGr
官 方 微 博　http：//e. weibo. com/cptcm
天猫旗舰店网址　https：//zgzyycbs. tmall. com

出版者的话

　　中国中医药出版社作为直属于国家中医药管理局的唯一国家级中医药专业出版社，自创办以来，始终定位于"弘扬中医药文化的窗口，交流中医药学术的阵地，传播中医药文化的载体，培养中医药人才的摇篮"，不断锐意进取，实现了由小到大、由弱到强、由稚嫩到成熟的跨越式发展，短短的 20 多年间累计出版图书 3600 余种，出书范围涉及全国各级各类中医药教材和教学参考书；中医药理论、临床著作，科普读物；中医药古籍点校、注释、语译；中医药译著和少数民族文本；中医药政策法规汇编、年鉴等。基本实现了"只要是中医药书我社最多，只要是中医药教材我社最全，只要是中医药书我社最有权威性"的目标，在中医药界和社会上产生了广泛的影响。2009 年我社被国家新闻出版总署评为"全国百佳图书出版单位"。

　　为了进一步扩大我社中医药图书的传播效应，充分利用优秀中医药图书的价值，满足更多读者，尤其是一线中医药工作者的需求，我们在努力策划、出版更多更好新书的同时，从早期出版的专业学术图书中精心挑选了一批读者喜欢、篇幅适中、至今仍有很高实用价值和指导意义的品种，以"中医药畅销书选粹"系列图书的形式重新统一修订、刊印。整套图书约100种,根据内容大致分为七个专辑:"入门进阶"主要是中医入门、启蒙进阶类基础读物;"医经索微"是对中医经典的体悟、阐释;"名医传薪"记录、传承名医大家宝贵的临证经验;"针推精华"精选针灸、推拿临床经验;"特技绝活"展现传统中医丰富多样的特色疗法;"方药存真"则是中药、方剂的精编和临床应用;"临证精华"汇集临床各科精妙之法。可以说基本涵盖了中医各主要学科领域,对于广大读者学习中医、认识中医和应用中医大有裨益。

今年是"十二五计划"的开局之年,我们将牢牢抓住机遇,迎接挑战,不断创新,不辱中医药出版人的使命,出版更多、更好的中医药图书,为弘扬、传播中医药文化知识作出更大的贡献。

中国中医药出版社

2012 年 1 月

内容提要

　　数百年来，《雷公药性赋》《汤头歌诀》《医学三字经》和《濒湖脉学》一直是中医初学入门必备之书。学医之始，先明药性；悬壶之前，熟背汤头。医学立论，皆本古义；脉学博奥，掌握非易。为了满足初学中医者的需要，特将以上流传最广、影响最大的四本书汇成一册，便于读者寻检，前后对照，举一反三。

　　本书不作繁琐考证，不作白话译注，力求方便实用，保持原貌，为读者提供一个阅读、理解古籍的良机。可供一般初学中医中药者以及中医药爱好者参考。

前　言

　　中医药学，源远流长，博大精深，理、法、方、药皆有其独特的体系，是中国传统文化中的一份宝贵遗产。建国以来，由于党和政府的关心和支持，以及广大中医药工作者的不懈努力，我国中医药事业取得了长足的进步。随着近年来国内外"中医热潮"的兴起，中医药学正以其神奇的魅力吸引着世界各地人民的广泛关注和高度重视。

　　为了进一步弘扬我国传统医药文化，更好地满足初学中医者，特别是缺医少药的边远地区和基层中医工作者的需要，兹将流传最广、影响最大的四部习医入门书——《雷公药性赋》《汤头歌诀》《医学三字经》《濒湖脉学》，略加点校，汇成一册。学医之始，先明药性；悬壶之前，熟背汤头。医学立论，皆本古义；脉学博奥，掌握非易。数百年来，此四书一直是中医初学入门必备之书，如今合而为一，更便于读者寻检，前后对照，举一反三。然四书之间相对又是独立的，自成一体，可读性强。

　　《雷公药性赋》为金元时代李杲编辑，历来就是初学中医的启蒙书，主要将 248 种常用中药分为寒、热、温、平四类，用韵语编成赋体，以便诵记。本次出版以清光绪二十三年（1897 年）李光明庄刻本为底本。

　　《汤头歌诀》为清代汪昂所撰，用七言韵语的形式将临床常用医方编成 200 余首歌诀，按功效归类，深入浅出，简便易读，利于掌握。本次出版以清光绪二年（1876 年）墨润堂刻本为底本。

　　《医学三字经》为清代陈念祖所著，以三言韵语的体裁介绍医学源流，各种常见病的症状、诊断、治疗等，易读易懂，便于记忆。本次出版以清嘉庆九年（1804 年）南雅堂刻本为底本。

　　《濒湖脉学》为明代李时珍所撰，是作者研究脉学的心得，根据名家论脉的精华列举 27 种脉象，编成歌赋，朗朗上口，易于背诵。本次出版以 1956 年人民卫生出版社影印本为底本。

校注者
1996 年 8 月 15 日

目　录

雷公药性赋

金·李杲

叙

往尝向学以未博医为欠事，一日思取古人既目医类为小道，又谓人不可以不知医。噫嘻！医不可以不知也，亦不必于尽知也，非尽知不可也。顾吾所事者大，其余所谓医者，精神有分数，日月不长居也。君子于医，苟知其概，以知之者付之专之者，斯固不害为知也。此吾有取于《药性赋》也。虽然吾为专于大者言也，苟有奇世之人，囊小大而无不知者，奚必尽守乎吾言。或曰斯人也，吾见亦罕矣。此吾有取于《药性赋》也。

元山道人识

目　录

卷　一

总　赋

寒　性

　　诸药赋性，此类最寒。犀角解乎心热，羚羊清乎肺肝。泽泻利水通淋而补阴不足，海藻散瘿破气而治疝何难。闻知菊花能明目而清头风，射干疗咽闭而消痈毒。薏苡理脚气而除风湿，藕节消瘀血而止吐衄。瓜蒌子下气润肺喘兮又且宽中，车前子止泻利小便兮尤能明目。是以黄柏疮用，兜铃嗽医。地骨皮有退热除蒸之效，薄荷叶宜消风清肿之施。宽中下气，枳壳缓而枳实速也；疗肌解表，干葛先而柴胡次之。百部治肺热，咳嗽可止；栀子凉心肾，鼻衄最宜。玄参治结热毒痈，清利咽膈；升麻消风热肿毒，发散疮痍。尝闻腻粉抑肺而敛肛门，金箔镇心而安魂魄。茵陈主黄疸而利水，瞿麦治热淋之有血。朴硝通大肠，破血而止痰癖；石膏坠头疼，解肌而消烦渴。前胡除内外之痰实，滑石利六腑之涩结。天门冬止嗽补血涸而润肝心，麦门冬清心解烦渴而除肺热。又闻治虚烦除哕呕，须用竹茹；通秘结导瘀血，必资大黄。宣黄连治冷热之痢，又厚肠胃而止泻；淫羊藿疗风寒之痹，且补阴虚而助阳。茅根止血与吐衄，石韦通淋于小肠。熟地黄补血且疗虚损，生地黄宣血更医眼疮。赤芍药破血而疗腹疼，烦热亦解；白芍药补虚而生新血，退热尤良。若乃消肿满逐水于牵牛，除毒热杀虫于贯众。金铃子治疝气而补精血，萱草根治五淋而消乳肿。侧柏叶治血山崩漏之疾，香附子理血气妇人之用。地肤子利膀胱，可洗皮肤之风；山豆根解热毒，能止咽喉之痛。白鲜皮去风治筋弱而疗足顽痹，旋覆花明目治头风而消痰嗽壅。又况荆芥穗清头目便血，疏风散疮之用；瓜蒌根疗黄疸毒痈，消渴解痰之忧。地榆疗崩漏止血止痢，昆布破疝气散瘿散瘤。疗伤寒解虚烦，淡竹叶之功倍；除结气破瘀血，牡丹皮之用同。知母止嗽而骨蒸退，牡蛎涩精而虚汗收。贝母清痰止咳嗽而利心肺，桔梗下气利胸膈而治咽喉。若夫黄芩治诸热，兼主五淋；槐花治肠风，亦医痔痢。常山理痰结而治温疟，葶苈泻肺喘而通水气。此六十六种药性之寒，又当考《图经》以博其所治，观夫方书以参其所用焉，其庶几矣。

热　　性

药有温热，又当审详。欲温中以荜茇，用发散以生姜。五味子止嗽痰，且滋肾水；腽肭脐疗痨瘵，更壮元阳。原夫川芎祛风湿，补血清头；续断治崩漏，益筋强脚。麻黄表汗以疗咳逆，韭子助阳而医白浊。川乌破积，有消痰治风痹之功；天雄散寒，为去湿助精阳之药。观夫川椒达下，干姜暖中。胡芦巴治虚冷之疝气，生卷柏破癥瘕而血通。白术消痰壅温胃，兼止吐泻；菖蒲开心气散冷，更治耳聋。丁香快脾胃而止吐逆，良姜止心气痛之攻冲。肉苁蓉填精益肾，石硫黄暖胃驱虫。胡椒主去痰而除冷，秦椒主攻痛而治风。吴茱萸疗心腹之冷气，灵砂定心脏之怔忡。盖夫散肾冷助脾胃，须荜澄茄；疗心疼破积聚，用蓬莪术。缩砂止吐泻安胎，化酒食之剂；附子疗虚寒反胃，壮元阳之力。白豆蔻治冷泻，疗痛止痛于乳香；红豆蔻止吐酸，消血杀虫于干漆。岂不知鹿茸生精血，腰脊崩漏之均补；虎骨壮筋骨，寒湿毒风之并祛。檀香定霍乱而心气之痛愈，鹿角秘精髓而腰脊之疼除。消肿益血于米醋，下气散寒于紫苏。扁豆助脾，则酒有行药破血之用；麝香开窍，则葱为通中发汗之需。尝观五灵脂治崩漏，理血气之刺疼；麒麟竭止血出，疗金疮之伤折。麋茸壮阳以助肾，当归补虚而养血。乌贼骨止带下，且除崩漏目翳；鹿角胶住血崩，能补虚羸劳绝。白花蛇治瘫痪，除风痒之癣疹；乌梢蛇疗不仁，去疮疡之风热。《图经》云：乌药有治冷气之理，禹余粮乃疗崩漏之因。巴豆利痰水，能破积热；独活疗诸风，不论久新。山茱萸治头晕遗精之药，白石英医咳嗽吐脓之人。厚朴温胃而去呕胀，消痰亦验；肉桂行血而疗心痛，止汗如神。是则鲫鱼有温胃之功，代赭乃镇肝之剂。沉香下气补肾，定霍乱之心疼；橘皮开胃去痰，导壅滞之逆气。此六十种药性之热，又当博本草而取治焉。

温　　性

温药总括，医家素谙。木香理乎气滞，半夏主于风痰。苍术治目盲，燥脾去湿宜用；萝卜去膨胀，下气制曲尤堪。况夫钟乳粉补肺气，兼疗肺虚；青盐治腹疼，且滋肾水。山药而腰湿能医，阿胶而痢嗽皆止。赤石脂治精浊而止泻，兼补崩中；阳起石暖子宫以壮阳，更疗阴痿。诚以紫菀治嗽，防风祛风。苍耳子透脑止涕，威灵仙宣风通气。细辛去头风，止嗽而疗齿痛；艾叶治崩漏，安胎而医痢红。羌活明目驱风，除筋挛肿痛；白芷止崩治肿，疗痔漏疮痈。若乃红蓝花通经，治产后恶血之余；刘寄奴散血，疗汤火金疮之苦。减风湿之痛，则茵芋叶；疗折伤之症，则骨碎补。藿香叶辟恶气而定霍乱，草果仁温脾胃而止呕吐。巴戟天治阴疝白浊，补肾尤滋；玄胡索理气痛血凝，调经有助。尝闻款冬花润肺，去痰嗽以定喘；肉豆蔻温中，止霍乱而助脾。抚芎走经络之痛，何首乌治疮疥之资。姜黄能下气，破恶血之积；防己宜消肿，去风湿之施。藁本除风，主妇人阴痛之用；仙茅益肾，扶元气虚弱之衰。乃曰破故纸温肾，补精髓与劳伤；宣木瓜入肝，疗脚气并水肿。杏仁润肺燥，止嗽之剂；茴香治疝气，肾疼之用。诃子生精止渴，兼疗滑泄之疴；秦艽攻风逐水，又除肢节之疼。槟榔豁痰而逐水，杀寸白虫；杜仲益肾而添精，去腰膝重。当知紫石英疗惊悸崩中之疾，橘核仁治腰疼疝气之瘨。金樱子兮涩遗精，紫苏子兮下气涎。淡豆豉发伤寒之表，大小蓟除诸血之鲜。益智安神，治小便之频数；麻仁润肺，利六腑之燥坚。抑又闻补虚弱排疮脓，莫若黄芪；强腰脚壮筋骨，无如狗脊。菟丝子补肾以

明目，马蔺花治疝而有益。此五十四种药性之温，更宜参
《图经》而默识也。

平　　性

　　详论药性平和，惟在以硼砂而去积，用龙齿以安魂。青皮
快膈除膨胀，且利脾胃；芡实益精治白浊，兼补真元。原夫木
贼草去目翳，崩漏亦医；花蕊石治金疮，血行则止。决明和肝
气，治眼之剂；天麻主脾湿，祛风之药。甘草和诸药而解百
毒，盖以性平；石斛平胃气而补肾虚，更医脚弱。观夫商陆治
肿，覆盆益精。琥珀安神而消血，朱砂镇心而有灵。牛膝强足
补精，兼疗腰痛；龙骨止汗住湿，更治血崩。甘松理风气而痛
止，蒺藜疗风疮而目明。人参润肺宁心，开脾助胃；蒲黄止崩
治衄，消瘀调经。岂不以南星醒脾，去惊风痰吐之忧；三棱破
积，除血块气滞之症。没石主泄泻而神效，皂角治风痰而响
应。桑螵蛸疗遗精之泄，鸭头血医水肿之盛。蛤蚧治劳嗽，牛
蒡子疏风壅之痰；全蝎主风瘫，酸枣仁去怔忡之病。尝闻桑寄
生益血安胎，且止腰痛；大腹子去膨下气，亦令胃和。小草远
志俱有宁心之妙，木通猪苓尤为利水之多。莲肉有清心醒脾之
用，没药任治疮散血之科。郁李仁润肠宣水，去浮肿之疾；茯
神宁心益智，除惊悸之疴。白茯苓补虚劳，多在心脾之有眚；
赤茯苓破结血，独利水道以无毒。因知麦芽有助脾化食之功，
小麦有止汗养心之力。白附子去面风之游走。大腹皮治水肿之
泛溢。椿根白皮主泻血，桑根白皮主喘息。桃仁破瘀血，兼治
腰疼；神曲健脾胃，而进饮食。五加皮坚筋骨以立行，柏子仁
养心神而有益。抑又闻安息香辟恶，且止心腹之痛；冬瓜仁醒
脾，实为饮食之资。僵蚕治诸风之喉闭，百合敛肺劳之嗽痿。
赤小豆解热毒，疮肿宜用；枇杷叶下逆气，哕呕可医。连翘排
疮脓与肿毒，石楠叶利筋骨与毛皮。谷芽养脾，阿魏除邪气而
破积；紫河车补血，大枣和药性以开脾。然而鳖甲治劳疟，兼
破癥瘕；龟甲坚筋骨，更疗崩疾。乌梅主便血疟痢之用，竹沥
治中风声音之失。此六十八种平和之药，更宜参本草而求其详

悉也。

以上汇诸药品，总括成章。性分寒热温平，味注抑扬主治，随症对药，辞义了然。在习医者固当审详，而保身者亦宜熟读，庶几无夭札之虞矣。

用药发明

药性阴阳论

夫药有寒热温凉之性，酸苦辛咸甘淡之味，升降浮沉之能，厚薄轻重之用。或气一而味殊，或味同而气异。合而言之，不可混用；分而言之，各有所能。本乎天者亲上，本乎地者亲下。轻清成象，重浊成形。清阳发腠理，浊阴走五脏。清中清者，营养精神；浊中浊者，坚强骨髓。辛甘发散为阳，酸苦涌泄为阴。气为阳，气厚为阳中之阳，气薄为阳中之阴。薄则发泄，厚则发热。味为阴，味厚为阴中之阴，味薄为阴中之阳。薄则疏通，厚则滋润。升降浮沉之辨，豁然贯通，始可以言医而司人命矣。人徒知药之神者，乃药之力也。殊不知乃用药者之力也。人徒知辨真伪识药之为难，殊不知分阴阳用药之为尤难也。

标本论

夫用药者当知标本。以身论之，外为标，内为本；气为标，血为本；阳为标，阴为本；六腑属阳为标，五脏属阴为本。以病论之，先受病为本，后传变为标。凡治病者，先治其本，后治其标，虽有数病，靡弗去矣。若先治其标，后治其本，邪气滋甚，其病益坚。若有中满，无问标本，先治其满，谓其急也。若中满后有大小便不利，亦无问标本，先治大小便，次治中满，谓尤急也。又如先病发热，后病吐泻，饮食不下，则先定呕吐，后进饮食，方兼治泻，待元气稍复，乃攻热耳。此所谓缓则治其本，急则治其标也。除大小便不利，及中满吐泻之外，皆先治其本，不可不知也。假令肝受心火之邪，是从前来者，为实邪，实则泻其子，然非直泻其火，入肝经药为之引，用泻火为君，是治实邪之病也。假令肝受肾邪，是从后来者，为虚邪，虚则补其母，入肾经药为引，用补肝药为君是也。标本已得，邪气乃服。医之神良，莫越乎此。

用药法

夫用药之法，贵乎明变。如风会有古今之异，地气有南北之分，天时有寒暑之更，禀赋有厚薄之别，受病有新旧之差，年寿有老少之殊，居养有贵贱之别。用药之际，勿好奇，勿执一，勿轻妄，勿迅速，须慎重精详，圆融活变，不妨沉会以期必妥，药于是乎功成。昔先贤未有发明，后学因而弗讲，其误世也不既多乎！

夫病有宜补，以泻之之道补之；病有宜泻，以补之之道泻之。病有宜寒剂者，以热剂为向导之兵；病有宜热剂者，以寒剂为类从之引。病在上者治下，病在下者治上。病同也而药异，病异也而药同。其义至微，学者最宜深究。

用药之忌，在乎欲速。欲速则寒热温凉行散补泻，未免过当，功未获奏，害已随之。夫药无次序，如兵无纪律，虽有勇将，适以勇而偾事。又如理丝，缓则可清其绪，急则愈坚其结矣。

药有君臣佐使，味有轻重厚薄，人尽知之矣。及其用药也，令人复煎其滓，不知既经煎沸，则轻且薄者，业已无味，重且厚者，不减初煎。君臣佐使之宜，果安在哉！病浅者犹无大害，病深者切勿为之。

凡修丸剂，须每种各为细末，以末之轻重合之，则分两方准。不然，易细者一磨无遗，难碎者三复不尽。卤莽若此，何怪其无功哉！

凡药苦者直行而泄，辛者横行而散，酸者束而收敛，咸者止而软坚。独是甘之一味，可升可降，可浮可沉，可内可外，有和有缓，有补有泄。盖土味作甘，土位居中，而能兼乎五行也。

凡药之在土者，中半以上为根，其气上行，病在中上焦者用之；中半以下为梢，其气下行，病在下焦者用之。药之出土者，中半以上为苗，其气味上升；中半以下为身，为干，其气味中守下达咸宜。因其病而酌之，使弗悖乎阴阳也。

凡药在上者不厌频而少，在下者不厌顿而多。少服则滋荣于上，多服则峻补于下。

凡病在上者先食而后药，病在下者先药而后食。病在四肢者宜饥食而在昼，病在骨髓者宜饱食而在夜。

凡煎药用水，亦各有宜。如治湿肿浮胀之疾，而欲使利水道，则取长流水，以流长源远，其性通达，直引四肢之间也。如治二便不通及足胫以下风湿，则取急流水，以其湍纵峻急，其性速下也。如治痰饮郁滞，而欲吐发升散，则取逆流水，以其性逆倒流，洄澜涌决也。如治中气不足，则取春雨水，有阳道发生之意也。如治下元不足，则取井水，盖清晨井中天一之气浮结于面，以磁器轻取之，殊有补阴之功也。如治火热阳证，则取雪水，能大退热也。如治伤寒阴证、奔豚等疾，则取甘澜水，盖盛之于缸，扬过千遍，水珠沫液，盈溢于面，其性柔顺，其味甘温，大能和气也。如治脾胃虚弱，泄泻不食等疾，则取池潦水，盖土池中停蓄既久，不流不动，殊有土气，能助脾元也。如治阴不升、阳不降，乖隔诸疾，则取阴阳水，河井各半，阴阳相成，可升可降，而使气平者也。

古人用药如羿之射的，不第谙其理，尤贵择其道地者，制之尽善。不然，欲以滥恶之剂，冀其功验，虽扁鹊再起，其可得乎？

凡药有畏恶相反。所谓畏者，畏其制我，不得自纵，如半夏畏生姜之类是也。所谓恶者，恶其异我，不得自尽，如生姜恶黄芩之类是也。统而论之，彼所畏者，我必恶之；我所恶者，彼亦畏我。相畏相恶之中，亦有相成者，在因病制方、轻重多寡之间耳。若所谓相反，则各怀酷毒，两仇不共，共则必害事也。然有大毒之疾，又须用大毒之药以劫之。如古方感应丸，用巴豆、牵牛同剂，以为攻坚破积之用。四物汤加人参、

五灵脂，以治血块；二陈汤加藜芦、细辛，以吐风痰。丹溪治
尸瘵莲心散，以甘草、芫花同剂，而谓妙处在此，顾良工用之
何如耳！

药性升降浮沉补泻法

足厥阴肝、足少阳胆味辛补酸泻，所以制金气，温补凉泻。

手少阴心、手太阳小肠味咸补甘泻，所以制水气，热补寒泻。

足太阴脾、足阳明胃味甘补苦泻，所以制土气，温凉寒热补
泻各从其宜。

手太阴肺、手阳明大肠味酸补辛泻，所以制木气，凉补温泻。

足少阴肾、足太阳膀胱味苦补咸泻，所以制火气，寒补热泻。

五脏更相平也，一脏不平则病。故曰安谷则昌，绝谷
则亡。

仲景云：水入于经，其血乃成。谷入于胃，脉道乃行。故
血不可不养，卫不可不温，血温卫和，营卫将行，常有天
命矣。

五脏所欲

肝欲散，急食辛以散之，以辛补之，以酸泻之。

心欲软，急食咸以软之，以咸补之，以甘泻之。

脾欲缓，急食甘以缓之，以甘补之，以苦泻之。

肺欲收，急食酸以收之，以酸补之，以辛泻之。

肾欲坚，急食苦以坚之，以苦补之，以咸泻之。

五脏所苦

肝苦急，急食甘以缓之。

脾苦湿，急食苦以燥之。

心苦缓，急食酸以收之。

肾苦燥，急食辛以润之。

肺苦气上逆，急食苦以泄之。

五臭凑五脏例

臊气入肝。腥气入肺。香气入脾。焦气入心。腐气入肾。

五行五色五味五走五脏主禁例

东方之木，其色青，其味酸，其脏肝。肝主筋，木曰曲直，作酸，酸走肝，筋病人无多食酸。

南方之火，其色赤，其味苦，其脏心。心主血，火曰炎上，作苦，苦走心，血病人无多食苦。

西方之金，其色白，其味辛，其脏肺。肺主气，金曰从革，作辛，辛走肺，气病人无多食辛。

北方之水，其色黑，其味咸，其脏肾。肾主骨，水曰润下，作咸，咸走肾，骨病人无多食咸。

中央之土，其色黄，其味甘，其脏脾。脾主肉，土曰稼穑，作甘，甘走脾，肉病人无多食甘。

手足三阳表里引经主治例

太阳足膀胱、手小肠：上羌活，下黄柏。

少阴足肾、手心：上黄连，下知母。

少阳足胆、手三焦：上柴胡，下青皮。

厥阴足肝、手包络：上青皮，下柴胡。

阳明足胃、手大肠：上升麻、白芷，下石膏。

太阴足脾、手肺：上白芍，下桔梗。

诸药泻诸经之火邪

黄连泻心火。栀子、黄芩泻肺火。白芍泻脾火。柴胡、黄连泻肝胆火。知母泻肾火。木通泻小肠火。黄芩泻大肠火。柴胡、黄芩泻三焦火。黄柏泻膀胱火。

诸药相反例

甘草反大戟、芫花、甘遂、海藻。

乌头反半夏、瓜蒌、贝母、白及、白蔹。

藜芦反细辛、芍药、人参、沙参、苦参、丹参、元参。

十八反歌

本草明言十八反，半蒌贝蔹及攻乌。藻戟遂芫俱战草，诸参辛芍叛藜芦。

十九畏歌

硫黄原是火中精，朴硝一见便相争。水银莫与砒霜见，狼毒最怕密陀僧。巴豆性烈最为上，偏与牵牛不顺情。丁香莫与郁金见，牙硝难合京三棱。川乌草乌不顺犀，人参最怕五灵脂。官桂善能调冷气，若逢石脂便相欺。大凡修合看顺逆，炮制炙煎莫相依。

六陈歌

枳壳陈皮半夏齐，麻黄狼毒及茱萸。六般之药宜陈久，入药方知奏效奇。

五脏补泻主治例

肝虚者，陈皮、生姜之类补之。虚则补其母，肾者肝之母也，熟地、地黄、黄柏补之。如无他症，钱氏地黄丸主之。

实则白芍药泻之，如无他症，钱氏泻青丸主之。实则泻其子，以甘草泻心，心者肝之子也。

心虚者，炒盐补之。虚则补其母，肝者心之母也，以生姜补肝。如无他症，钱氏安神丸主之。实则甘草泻之，如无他症，钱氏方中重则泻心汤，轻则导赤散。

脾虚者，甘草、大枣之类补之，实则黄连、枳实泻之。如无他症，钱氏益黄散主之。虚则补其母，心乃脾之母，以炒盐补心。实则泻其子，肺乃脾之子，以桑白皮泻肺。

肺虚者，五味子补之，实则桑白皮泻之。如无他症，钱氏阿胶散主之。虚则补其母，脾乃肺之母，以甘草、大枣补脾。实则泻其子，肾者肺之子，以泽泻泻肾。

肾虚者，熟地黄、黄柏补之。肾无实不可泻。钱氏止有补肾地黄丸，无泻肾药。虚则补其母，肺乃肾之母，以五味子补肺。

以上五脏补泻，《素问·脏气法时论》备言之矣。欲究其详，再看本论。

用药凡例

头角痛，须用川芎，血枯亦用。巅顶痛，须用藁本。偏身肢节痛，须用羌活，风湿亦用。腹中痛，须用白芍、厚朴。脐下痛，须用黄柏、青皮。心下痛，须用吴茱萸。胃脘痛，须用草豆蔻。胁下痛，须用柴胡，日晡潮热、寒热往来亦用。茎中痛，须用生甘草梢。气刺痛，须用枳壳。血刺痛，须用当归。心下痞，须用枳实。胸中寒痞，须用去白陈皮。腹中窄，须用苍术。破血，须用桃仁。活血，须用当归。补血，须用川芎。调血，须用玄胡索。补元气，须用人参。调诸气，须用木香。破滞气，须用枳壳、青皮。肌表热，须用黄芩，去痰亦用。去痰，须用半夏。去风痰，须用南星。诸虚热，须用黄芪，盗汗亦用。脾胃受湿，须用白术，去痰亦用。下焦湿肿，须用汉防己、草龙胆。中焦湿热，须用黄连。下焦湿热，须用黄芩。烦渴，须用白茯苓、葛根。嗽者，须用五味子。咳有声无痰者，须用生姜、杏仁、防风。咳有声有痰者，须用半夏、枳壳、防风。喘者，须用阿胶、天门冬、麦门冬。诸泄泻，须用白芍、白术。诸水泻，须用白术、白茯苓、泽泻。诸痢疾，须用当归、白芍。上部见血，须用防风。中部见血，须用黄连。下部见血，须用地榆。眼暴发，须用当归、黄连、防风。眼久昏暗，须用熟地黄、当归、细辛。解利伤风，须用防风为君，白术、甘草为佐。解利伤寒，须用甘草为君，防风、白术为佐。凡诸风，须用防风、天麻。诸疮疡，须用黄柏、知母为君，茯苓、泽泻为佐。疟疾，须用柴胡为君，随所发之时，所属经部，分以引经药导之。

以上诸药，此大略言之，以为处方之阶。欲究其精，于第二卷主治指掌中求之。

卷 二

诸品药性主治指掌

羌 活

羌活味苦、甘，平，性微温，无毒。升也，阴中之阳也。其用有四：散肌表八风之邪，利周身骨节之痛，排阴阳肉腐之疽，除新旧风湿之症。乃手、足太阳表里引经之药也。

升 麻

升麻味苦，平，性微寒，无毒。升也，阴中之阳也。其用有四：引葱白散手阳明之风邪，引石膏止足阳明之齿痛，引诸药游行四经，升阳气于至阴之下。因名之曰升麻。

柴 胡 半夏为使，恶皂荚，畏女菀、藜芦。

柴胡味苦，平，性微寒，无毒。升也，阴中之阳也。其用有四：左右两旁胁下痛，日晡潮热往来生，在脏调经内主血，在肌主气上行经。手足少阳表里四经之药也。

白 芷 当归为使，恶旋覆花。

白芷味辛，性温，无毒。升也，阳也。其用有四：去头面皮肤之风，除皮肤燥痒之痹，止足阳明头痛之邪，为手太阴引经之剂。

防 风 畏萆薢，恶干姜、白蔹、芫花。

防风味苦、甘、辛，性温，无毒。升也。阳也。其用有二：以气味能泻肺金，以体用通疗诸风。

当 归 畏菖蒲、海藻、生姜。

当归味甘、辛，性温，无毒。可升可降，阳也。其用有四：头止血而上行，身养血而中守，梢破血而下流，全活血而不走。

独活 楮实为之使。

独活味甘平，性微温，无毒。升也，阴中之阳也。其用有三：诸风掉眩，颈项难伸，风寒湿痹，两足不用，及为足少阴之引经。

木香 畏火。

木香味苦、辛，性温，无毒。降也，阴也。其用有二：调诸气不可无，泄肺气不可缺。

槟榔 忌火。

槟榔味苦、辛，性温，无毒。降也，阴也。其用有二：坠诸药性如铁石，治后重验如奔马。

吴茱萸 恶丹参、硝石，畏紫石英。

吴茱萸味苦、辛，性热，有小毒。可升可降，阳也。其用有四：咽嗌寒气，噎塞而不通；胸中冷气，闭塞而不利；脾胃停冷，腹痛而不住；心气刺痛，成阵而不止。

藿　香

藿香味甘，性温，无毒。可升可降，阳也。其用有二：开胃口，能进食，止霍乱，除呕逆。

川芎 恶黄芪、山萸，畏黄连、硝石、滑石。

川芎味辛，性温，无毒。升也，阳也。其用有二：上行头角，助清阳之气而止痛；下行血海，养新生之血以调经。

黄连 臣。恶菊花、芫花、玄参，畏款冬，胜乌头，解巴豆毒。

黄连味苦，性寒，无毒。沉也，阴也。其用有四：泻心火，消心下痞满之气；主肠澼，除肠中混杂之物。治目疾暴发宜用，疗疮疡首尾俱同。

黄芩 臣。恶葱实，畏丹砂、牡丹、藜芦。

黄芩味苦，平，性寒，无毒。可升可降，阴也。其用有四：中枯而飘者，泻肺火，消痰利气。细实而坚者，泻大肠火，养阴退阳。中枯而飘者，除风湿留热于肌表。细实而坚者，滋化源退热于膀胱。

大黄使。黄芩为之使，无所畏之。

大黄味苦，性寒，无毒。其性沉而不浮，其用走而不守。夺土郁而无壅滞，定祸乱而致太平，因名之曰将军。

黄柏恶干漆。

黄柏味苦，性寒，无毒。沉也，阴也。其用有五：泻下焦隐伏之龙火，安上焦虚哕之蛔虫。脐下痛则单制而能除，肾不足必炒用而能补。痿厥除湿药中诚不可缺。

玄明粉

玄明粉味辛、甘、酸，性微温，无毒。沉也，阴也。其用有二：去胃中之实热，荡肠中之宿垢。其妙不可尽述，大抵用此而代朴、硝也。

白术君。苍者米泔水浸，白者陈壁土炒。
服二术，忌食桃、李、雀肉、青鱼、菘菜。

白术味甘，性温，无毒。可升可降，阳也。其用有四：利水道有除湿之功，强脾胃有进食之效；佐黄芩有安胎之能，君枳实有消痞之妙。

人参君。茯苓为之使，反藜芦，
恶碱卤。凡使，去净芦头。

人参味甘，性温，无毒。升也，阳也。其用有三：止渴生津液，和中益元气；肺寒则可服。肺热还伤肺。

黄芪恶龟甲、白鲜皮。蜜炒用。

黄芪味甘，性温，无毒。升也，阳也。其用有四：温肉分而实腠理，益元气而补三焦；内托阴证之疮疡，外固表虚之盗汗。

甘草君。恶远志，反大戟、芫花、甘遂、海
藻。用宜去皮服。此忌猪肉及菘菜。

甘草味甘，平，无毒。生之则寒，炙之则温。生则分身梢而泻火，炙则健脾胃而和中；解百毒而有效，协诸药而无争。以其甘能缓急，故有国老之称。

半夏 使。恶皂荚，畏雄黄、生姜、干姜、秦皮、龟甲，反乌头。

半夏味辛，平，生寒，熟温，有毒。降也，阳也。其用有四：除湿化痰涎，大和脾胃气，痰厥及头疼，非此莫能治。

陈皮

陈皮味辛、苦，性温，无毒。可升可降，阳中之阴也。其用有二：留白补胃和中，去白消痰泄气。

青皮

青皮味苦，性寒，无毒。沉也，阴也。其用有四：破滞气愈低而愈效，削坚积愈下而愈良；引诸药至厥阴之分，下饮食入太阴之仓。

枳壳 使。去瓤，麸炒令熟用。

枳壳味酸、苦，性微寒，无毒。沉也，阴也。其用有四：消心下痞塞之痰，泄腹中滞塞之气，推胃中隔宿之食，削腹内连年之积。

枳实 臣。凡用先去瓤，陈久者佳。

枳实味苦、酸，性微寒，无毒。沉也，阴也。其用有四：消胸中之虚痞，逐心下之停水。化日久之稠痰，削年深之坚积。

桔梗 臣。畏白及、龙眼、龙胆草。

桔梗味苦、辛，性微温，有小毒。升也，阴中之阳也。其用有四：止咽痛兼除鼻塞，利膈气仍治肺痈；一为诸药之舟楫，一为肺部之引经。

知母 君。勿犯铁器，去净毛，盐、酒炒用。

知母味苦，性寒，无毒。沉也，阴中之阴也。其用有四：

泻无根之肾火，疗有汗之骨蒸，止虚劳之阳胜，滋化源之阴生。

藁本臣。恶茴茹，畏青葙子。

藁本味苦、辛，性微温，无毒。升也，阴中之阳也。其用有二：大寒气客于巨阳之经，苦头疼流于巅顶之上，非此味不除。

生地黄君。当归为之使，恶贝母，畏芜荑，忌铁器，犯之令人肾消；亦忌食莱菔，令人发白。

生地黄味甘、苦，性寒，无毒。沉也，阴也。其用有四：凉心火之血热，泻脾土之湿热，止鼻中之衄热，除五心之烦热。

熟地黄使。忌、畏、恶俱同生地。
性尤泥滞，姜、酒炒用。

熟地黄味甘、苦，性温，无毒。沉也，阴也。其用有四：活血气封填骨髓，滋肾水补益真阴；伤寒后腰股酸痛，新产后脐腹难禁。

五味子君。苁蓉为之使，恶葳蕤，胜乌头。

五味子味酸，性温，无毒。降也，阴也。其用有四：滋肾经不足之水，收肺气耗散之金；除烦热生津止渴，补虚劳益气强阴。

川　　乌

川乌味辛，性热，有毒。浮也，阳中之阳也。其用有二：散诸风之寒邪，破诸积之冷痛。

白芍药臣。恶石斛、芒硝，畏龟甲、大小蓟，反藜芦。

白芍药味酸，平，性寒，有小毒。可升可降，阴也。其用有四：扶阳气大除腹痛，收阴气陡健脾经；安其胎能逐其热，损其肝能缓其中。

白茯苓臣。恶白蔹、密蒙、地榆、雄黄、秦艽、龟
甲，忌醋酸之物。中有筋最损目，宜去之。

白茯苓味甘、淡，性温，无毒。降也，阳中之阴也。其用
有六：利窍而除湿，益气而和中；小便多而能止，大便结而能
通；心惊悸而能保，津液少而能生。白者入壬癸，赤者入
丙丁。

泽泻君。畏海蛤、文蛤。

泽泻味甘、咸，性寒，无毒。降也，阳中之阴也。其用有
四：去胞垢而生新水，退阴汗而止虚烦；主小便淋涩仙药，疗
水病湿肿灵丹。

薄荷叶使。

薄荷叶味辛，性凉，无毒。升也，阳也。其用有二：清利
六阳之会首，祛除诸热之风邪。

麻黄臣。恶辛夷、石韦。凡用先煮
三沸，去黄沫，否则令人烦闷。

麻黄味苦、甘，性温，无毒。升也，阴中之阳也。其用有
二：其形中空散寒邪而发表，其节中闭止盗汗而固虚。

厚朴恶泽泻、寒水石、硝石。入
药去粗皮，生姜汁炒用。

厚朴味苦、辛，性温，无毒。可升可降，阴中之阳也。其
用有二：苦能下气，去实满而消腹胀；温能益气，除湿满散结
调中。

杏仁恶黄芩、黄芪、葛根。
凡用去皮尖，麸炒。

杏仁味苦、甘，性温，有毒。可升可降，阴中之阳也。其
用有二：利胸中逆气而喘促，润大肠气闭而难通。

巴豆使。恶甘草，畏大黄、
黄连。用之去皮心。

巴豆味辛，性热，有大毒。浮也，阳中之阳也。其用有
二：削坚积，荡脏腑之沉寒；通闭塞，利水谷之道路。斩关夺
门之将，不可轻用。

黑附子地胆为之使，恶蜈蚣，畏防
风、黑豆、甘草、黄芪、人参。

黑附子味辛，性热，有大毒。浮也，阳中之阳也。其性浮
而不沉，其用走而不息。除六腑之沉寒，定三阳之厥逆。

苍术使。忌同白术。茅山产者良。

苍术气味主治与白术同。补中除湿，力不及白；宽中发
汗，功过于白。

秦艽菖蒲为之使，畏牛乳。

秦艽味苦、辛，平，性微温，无毒。可升可降，阴中之阳
也。其用有二：除四肢风湿若神，疗遍体骨疸如金。

白僵蚕恶茯苓、茯神、萆薢、桑螵蛸、桔梗。

白僵蚕味咸、辛，平，性微温，无毒。升也，阴中之阳
也。其用有二：去皮肤风动如虫行，主面部黚生如漆点。

白豆蔻

白豆蔻味辛，性温，无毒。升也，阳也。其用有四：破肺
中滞气，退目中云气，散胸中冷气，补上焦元气。

地榆恶麦门冬。

地榆味苦、甘、酸，性微寒，无毒。沉也，阴也。其用有
二：主下部积热之血痢，止下焦不禁之月经。

连翘使。

连翘味苦，平，性微寒，无毒。升也，阴也。其用有二：
泻诸经之客热，散诸肿之疮疡，

阿胶君。畏大黄。

阿胶味甘，平，性微温，无毒。降也，阳也。其用有四：
保肺益金之气，止嗽蠲咳之痰；补虚而安妊胎，治痿而强

骨力。

桃仁香附为之使。勿用双仁。

桃仁味苦、甘，平，性寒，无毒。降也，阴也。其用有二：润大肠血闭之便难，破大肠久蓄之血结。

生姜使。恶黄芩、黄连、鼠粪。去皮则热，留皮则冷。制半夏毒。

生姜味辛，性温，无毒。升也，阳也。其用有四：制半夏有解毒之功，佐大枣有厚肠之益；温经散表邪之风，益气止翻胃之哕。

石膏鸡子为之使。恶莽草、巴豆，畏铁。

石膏味辛、甘，性大寒，无毒。沉也，阴也。其用有二：制火邪清肺气，仲景有白虎之名；除胃热夺痟蚀，易老云大寒之剂。

桂君。忌生葱。凡用刮去外皮。

桂味辛，性热，有毒。浮也，阳中之阳也。气之薄者，桂枝也。气之厚者，肉桂也。气薄则发泄，桂枝上行而发表。气厚则发热，肉桂下行而补肾。此天地亲上亲下之道也。

细辛臣。恶狼毒、山茱萸、黄芪，畏硝石、滑石，反黎芦。

细辛味辛，性温，无毒。升也，阳也。其用有二：止少阴合病之首痛，散三阳数变之风邪。

栀子解羊踯躅及蠱虫毒。

栀子味苦，性大寒，无毒。沉也，阴也。其用有三：疗心中懊侬颠倒而不得眠，治脐下血滞小便而不得利。易老有云：轻飘而象肺，色赤而象火。又能泻肺中之火。

葛根臣。解野葛、巴豆、丹石百药毒。

葛根味甘，平，性寒，无毒。可升可降，阳中之阴也。其用有四：发伤寒之表邪，止胃虚之消渴，解中酒之奇毒，治往来之温疟。

瓜蒌根<small>枸杞为之使，恶干姜，畏牛膝，反乌头。</small>

瓜蒌根味苦，性寒，无毒。沉也，阴也。其用有二：止渴退烦热，补虚通月经。

猪　苓

猪苓味淡、甘平，性温，无毒。降也，阳中之阴也。其用有二：除湿肿，体用兼备；利小水，气味俱长。

干姜<small>臣。恶黄芩、黄连。</small>

干姜生则味辛，炮则味苦。可升可降，阳也。其用有二：生则逐寒邪而发表，炮则除胃冷而温中。

草龙胆<small>贯众为之使，恶防葵、地黄。</small>

草龙胆味苦。性寒，无毒。沉也，阴也。其用有二：退肝经之邪热，除下焦之湿肿。

苏　木

苏木味甘、咸，平，性寒，无毒。可升可降，阴也。其用有二：破疮疡死血，非此无功；除产后败血，用之立验。

杜仲<small>恶蛇蜕、玄参。凡用炒去丝。</small>

杜仲味辛、甘，平，性温，无毒。降也，阳也。其用有二：强志壮筋骨，滋肾止腰痛。酥炙去其丝，功效如神应。

天门冬<small>君。畏曾青。凡用去皮。亦忌食鲤鱼。</small>

天门冬味苦，平，性大寒，无毒。升也，阴也。其用有二：保肺气不被热扰，定喘促陡得康宁。

麦门冬<small>君。恶款冬花、苦瓠，畏苦参。凡用抽去心，不令人烦。</small>

麦门冬味甘，平，性寒，无毒。降也，阳中之阴也。其用有四：退肺中隐伏之火，生肺中不足之金；止烦躁阴得其养，补虚劳热不能侵。

木　通

木通味甘，平，性寒，无毒。降也，阳中之阴也。其用有二：泻小肠火积而不散，利小便热闭而不通。泻小肠火无他药可比，利小便闭与琥珀同功。

地骨皮　去骨用根皮。

地骨皮味苦，平，性寒，无毒。升也，阴也。其用有二：疗在表无定之风邪，主传尸有汗之骨蒸。

桑白皮　桂心、麻子为之使。忌见生铁。

桑白皮味甘，性寒，无毒。可升可降，阳中之阴也。其用有二：益元气不足而补虚劳，泻肺气有余而止咳嗽。

甘菊花　野菊花味苦者，名苦慧，大伤胃，不宜用。又白菊花亦入药。

甘菊花味苦、甘，平，性微寒，无毒。可升可降，阴中之阳也。其用有二：散八风上注之头眩，止两目欲脱之泪出。

红　花

红花味辛，性温，无毒。阳也。其用有四：逐腹中恶血，而补血虚之血；除产后败血，而止血晕之晕。

赤石脂　恶大黄、松脂，畏芫花。

赤石脂味甘、酸，性温，无毒。降也，阳中之阴也。其用有二：固肠胃有收敛之能，下胎衣无推荡之峻。

通　草

通草味甘，平，性微寒，无毒。降也，阳中之阴也。其用有二：阴窍涩而不利，水肿闭而不行。涩闭两俱立验，因有通草之名。

乌　梅

乌梅味酸，平，性温，无毒。可升可降，阴也。其用有二：收肺气除烦止渴，主泄痢调胃和中。

川 椒

川椒味辛，性大热，有毒。浮也，阳中之阳也。其用有二：用之于上退两目之翳膜，用之于下除六腑之沉寒。

葳蕤 畏卤碱。蜜水拌，蒸用。

葳蕤味甘，平，性温，无毒。降也，阳中之阴也。其用有四：风淫四肢不用，泪出两目皆烂，男子湿注腰疼，女子面生黑䵟，皆能疗治。

秦皮 大戟为之使，恶吴茱萸。

秦皮味苦，性寒，无毒。沉也，阴也。其用有四：风寒邪合湿成痹，青白色幻翳遮睛；女子崩中带下，小儿风热痫惊。

白头翁 楮实为之使，得酒良。

白头翁味苦，性温，无毒。可升可降，阴中之阳也。其用有四：消男子阴疝偏肿，治小儿头秃膻腥；鼻衄非此不效，痢赤全赖收功。

牡蛎 贝母为之使，恶麻黄、吴茱萸、辛夷。

牡蛎味咸，平，性寒，无毒。可升可降，阴也。其用有四：男子梦寐遗精，女子赤白崩中；荣卫往来虚热，便滑大小肠同。

干漆 臣。畏鸡子，又忌油脂。见蟹黄则化水。凡入药捣碎炒用。

干漆味辛，平，性温，有毒。降也，阳中之阴也。其用有二：削年深坚结之沉积，破日久秘结之瘀血。

南星 畏附子、干姜、生姜。

南星味苦、辛，性温，有毒。可升可降，阴中之阳也。其用有二：坠中风不省之痰毒，主破伤如尸之身强。

商陆 使。忌犬肉。

商陆味酸、辛，平，性寒，有毒。降也，阳中之阴也。其味酸辛，其形类人，其用疗水，其效如神。

葶苈 榆皮为之使，恶僵蚕、灯草。

葶苈味苦，性寒，无毒。沉也，阴中之阴也。其用有四：除周身之浮肿，逐膀胱之留热，定肺气之喘促，疗积饮之痰厥。

海藻 臣。反甘草。

海藻味苦、咸，性寒，无毒。沉也，阴中之阴也。其用有二：利水道，通闭结之便；泄水气，消遍身之肿。

竹叶 簝竹、淡竹为上，苦竹次之，余不入药。

竹叶味苦、辛，平，性寒，无毒。可升可降，阳中之阴也。其用有二：辟除新旧风邪之烦热，能止喘促气胜之上冲。

葱白 忌与蜜同食。

葱白味辛，性温，无毒。升也，阳也。其用有二：散伤风阳明头痛之邪，主伤寒阳明下痢之苦。

天麻 其苗名定风草。

天麻味辛，平，性温，无毒。降也，阳也。其用有四：疗大人风热头眩，治小儿风痫惊悸；祛诸风麻痹不仁，主瘫痪语言不遂。

大枣 杀乌头毒，忌生葱。

大枣味甘，平，性温，无毒。降也，阳也。其用有二：助脉强神，大和脾胃。

威灵仙 忌面及茶茗。

威灵仙味苦，性温，无毒。可升可降，阴中之阳也。其用有四：推腹中新旧之滞，消胸中痰唾之癖，散疥痒皮肤之风，利冷疼腰膝之气。

鼠粘子

鼠粘子味辛，平，性微寒，无毒。降也，阳也。其用有四：主风湿瘾疹盈肌，退寒热咽喉不利；散诸肿疮疡之毒，利腰膝凝滞之气。

草豆蔻 面包煨熟用。

草豆蔻味辛，性温，无毒。浮也，阳也。其用有二：去脾胃积滞之寒邪，止心腹新旧之疼痛。

玄胡索

玄胡索味苦、辛，性温，无毒。可升可降，阴中之阳也。其用有二：活精血能疗产后之疾，调月水亦主胎前之症。

以上凡药九十，品品各赋以短章，既明其升降浮沉，复主以君臣佐使。或一味而内外兼攻，各系阴阳表里；或一物而生熟互异，更分暑湿风寒。辞简意周，几无余韵，诚发前篇之所未尽也。其可不熟读而详记之乎？

用药须知

用药法象

天有阴阳，风寒暑湿燥火，三阳三阴广奉之。温凉寒热四气是也。温热者，天之阳也；寒凉者，天之阴也。此乃天之阴阳也。

地有阴阳，金木水火土，生长化收藏下应之。辛甘酸苦咸五味是也。辛、甘者，地之阳也；酸、苦、咸者，地之阴也。此乃地之阴阳也。

阴中有阳，阳中有阴。平旦至日中，天之阳，阳中之阳也。日中至黄昏，天之阳，阳中之阴也。合夜至鸡鸣，天之阴，阴中之阴也。鸡鸣至平旦，天之阴，阴中之阳也。

人亦应之，人身之阴阳，外为阳，内为阴。背为阳，腹为阴。脏为阴，腑为阳。心、肝、脾、肺、肾五脏为阴，胆、胃、大肠、小肠、膀胱、三焦六腑为阳。所以知阴中之阴，阳中之阳者，何也？如冬病在阴，夏病在阳，春病在阴，秋病在阳，知其所在，则施针药也。背为阳，阳中之阳，心也。背为阳，阳中之阴，肺也。腹为阴，阴中之阴，肾也。腹为阴，阴中之阳，肝也。腹为阴，阴中之至阴，脾也。此系阴阳表里，内外雌雄，相输应也。

四时用药法

不问所病，或温或凉，或热或寒，如春时有疾，于所用药内，加清凉之药，夏月之疾，加大寒之药，秋月有疾，加温气之药，冬月有疾，加大热之药。是不绝生化之源也。《内经》曰：必先岁气，无伐天和，是为至治。又曰：无违时，无伐化。又曰：无伐生生之气。此皆常道用药之法。若反其常道而变生异症，则当从权施治。

用药丸散

仲景云锉如麻豆大，与㕮咀同意。夫㕮咀者古之制也。古无铁刃，以口咬细，令如麻豆，为粗药煎之，使药水清，饮于腹中，则易升易散也。此所谓㕮咀也。今人以刀器锉如麻豆大，此㕮咀之易成也。若一概为细末，不分清浊矣。经云：清阳发腠理，浊阴走五脏。果何谓也？又曰：清阳实四肢，浊阴归六腑是也。㕮咀之法，取汁清易循行经络故也。若治至高之病，加酒煎。去湿，加生姜煎。补元气，以大枣煎。发散风寒，以葱白煎。去膈上病，以蜜煎。散者细末也，不循经络，止去膈上病及脏腑之病。气味厚者，煎服去滓；气味薄者，煎以和滓服。但服百丸者，去下部之疾，其丸极大而光且圆，治中焦者次之，治上焦者则极小。稠糊面丸者，取其迟化，直至下焦。或酒或醋丸者，取其收散之意也。用半夏南星或去湿者，以生姜汁煮糊为丸，制其毒也。稀糊丸者，取其易化也。水浸一宿，蒸饼为丸及滴水为丸者，皆取易化也。炼蜜为丸者，取其迟化而气循经络也。用蜡为丸者，取其难化而旋施收功也。大抵汤者，荡也，去久病者用之。散者散也，去急病者用之。丸者缓也，不能速去其病，用药徐缓而治之矣。

药本五味歌

酸为木化气本温，能收能涩利肝经。苦为火化气终热，能燥能坚心脏平。甘始土生气化湿，能开缓渗从脾行。辛自金生气带燥，能散润濡通肺窍。咸从水化气生寒，下走软坚足肾道。淡味方为五行本，运用须知造化要。

炮制药歌六首

芫花本利水，非醋不能通。绿豆本解毒，带壳不见功。草果消膨效，连壳反胀胸。黑丑生利水，远志苗毒逢。蒲黄生通血，熟补血运通。地榆医血药，连梢不住红。陈皮专理气，留白补胃中。附子救阴症，生用走皮风。草乌解风痹，生用使人蒙。人言烧煅用，诸石火煅红。入醋堪研末，制度必须工。川芎炒去油，生用痹痛攻。炮煅当依法，方能专化工。

知母桑皮天麦门，首乌生熟地黄分。偏宜竹片铜刀切，铁器临之便不驯。

乌药门冬巴戟天，莲心远志五般全。并宜剔去心方妙，否则令人烦躁添。

厚朴猪苓与茯苓，桑皮更有外皮生。四般最忌连皮用，去净方能不耗神。

益智麻仁柏子仁，更加草果四般论。并宜去壳方为效，不去令人心痞增。

四物加味汤泡之，苍术半夏与陈皮。更宜酒洗亦三味，苁蓉芍药及当归。

妊娠服药禁歌

斑蝥水蛭及虻虫，乌头附子配天雄。野葛水银并巴豆，牛膝薏苡与蜈蚣。三棱芫花代赭麝，大戟蝉蜕黄雌雄。牙硝芒硝牡丹桂，槐花牵牛皂角同。半夏南星与通草，瞿麦干姜桃仁通。硇砂干漆蟹爪甲，地胆茅根都失中。

卷　三

玉石部

药能治病，医乃传方。当明药品贵贱良毒之异，须尝气味酸咸苦辣辛甘。

切以金银、珠玉之贵，白垩、石灰之贱。药性之良则丹砂、钟乳，气毒则信石、硇砂。至于五味，酸入肝，咸入肾，苦入心，辛入肺，甘入脾，辣则有温凉、寒热之异。

功力有急缓，性质有温凉。

其如朴硝之性急，若煎作芒硝，性乃缓矣。

本草之作，肇始炎皇。

肇即始也。炎皇，神农氏也。本草之为书，由神农尝百草，一日而遇七十毒，始兴医药相救，谓之本草。

未言草木之品汇，且提玉石之纪纲。

仿《本草图经》以玉石部为先，而草木之品次之。

金屑玉屑，辰砂石床，能驱邪而逼鬼祟，可定魄而制癫狂；止渴除烦，安镇灵台，明耳目补精益气，依经炼服寿延长。

金屑味辛平，有毒，处处有之，梁、益、宁州最多。出水砂中得屑，谓之生金。若不炼，服之杀人。玉屑味甘平，无毒，生蓝田。丹砂一名朱砂，味甘微寒，无毒。惟辰州者最佳，故谓之辰砂。生深山石崖间，穴地数十尺始见，其苗乃白石耳，谓之朱砂床，即石床也。砂生石床上，亦有淘土石中得之，非生于石者。又按：本草石床自有本条，味甘温，无毒。谓钟乳水下凝积，生如笋状，渐长久与上乳相接为柱，出钟乳堂中，谓之石床。人心，谓之灵台。金屑、玉屑、辰砂、石床四品之性，主治相同，皆可依《图经》法炼服食，则延年不老。

生银屑镇惊安五脏，钟乳粉补虚而助阳。

银屑味辛平，有毒。生银屑当取见成银箔，以水银消之为泥，合硝石及盐研为粉，烧出水银，淘去盐石，为粉极细用之。石钟乳味甘温，无毒，道州者佳。须炼服之，不然使人病淋。治咳嗽，行乳道，补髓添精，强阳道，益肺家。

代赭石能堕胎而可攻崩漏，伏龙肝治产难而吐血尤良。

代赭石用火煅醋淬七遍，研水飞。味甘寒，无毒。出代州。其色赤，故名代赭石。养血气，强精辟邪。畏天雄、附子。伏龙肝，灶中土也。味辛温，微毒。消痈肿，催生下胎，止血崩。

云母补劳伤兼明目，水银除疥虱与疮疡。

云母石味甘平，无毒。安五脏，坚肌止痢。《局方》有法煎云母膏，治痈疽、恶毒等疮。水银即朱砂液，能消化金银使成泥。味辛寒，有毒。一名汞，畏磁石。难产可用催生。

治喉风理鼻息，功全矾石；止漏下破癥结，用禹余粮。

矾石味酸寒，无毒。出晋州者佳。化痰止痢，攻阴蚀诸疮漏。煅过谓之枯矾，亦可生用。禹余粮火煅醋淬七次，捣细水飞。味甘寒平，无毒。出潞州。形如鹅鸭卵，外有壳重叠者是。其中有黄细末如蒲黄者，谓之石中黄。

朴硝开积聚化停痰，煎作芒硝功却缓；硝石止烦躁除热毒，炼之须扫地边霜。

朴硝味苦辛，大寒，无毒。生益州。初采扫得，一煎而成，故曰朴硝。再取朴硝，淋汁炼之，有细芒者，谓之芒硝，专治伤寒。硝石味辛苦，寒，无毒。即扫地霜淋汁炼成者。

打破瞳仁，得空青而依然复旧；胎宫乏孕，紫石英有再弄之璋。

空青味甘酸，寒，无毒。生于有铜处，铜精气熏则生，今信州时有之。其腹中空，破之有浆者，绝难得。大者如鸡子，小者如豆子。治眼翳障为最要。又有曾青出铜处，色理亦无异，但其形累累连珠相缀，其中不空，与空青功效不相上下。紫石英味甘辛，温，无毒。专治女子风寒在子宫，绝孕十年无子。又有白石英治风湿痹，安魂魄，强阴道。黄、赤、黑色皆不入药。

热渴急求寒水石，壮阳须索石硫黄。

寒水石，一名凝水石。味甘，寒，无毒。出汾洲及邯郸，即盐之精也。治火烧丹毒，能解巴豆毒，畏地榆。硫黄味酸，温，大热，有大毒。出广州，治疥虫慝疮，坚筋，疗老人风秘。

肾脏既衰，煅磁石而强阳道；膀胱不利，炒食盐以熨脐旁。

磁石味辛咸，寒，无毒。有铁处则生。恶牡丹皮，畏黄石脂，能吸铁。补益劳伤，兼治耳聋。食盐味咸，温，无毒。解州者胜。治霍乱痰癖，可用吐之。

水银飞炼成轻粉，杀诸疥癣，善治儿疳；石灰风化方为胜，不堪服食，可疗金疮。

轻粉即水银粉，味辛，冷，无毒。畏磁石，忌一切血。风化石灰，五月五日采百草，捣汁调煅过石灰末，作团阴干。专治金刃斧伤处，不堪入药。

石膏发汗解肌，去风寒热；滑石除烦止渴，快利小肠。

石膏味甘辛，大寒，无毒。与方解石相类，须用细理白泽者真。治头痛，解肌发汗。黄色者，服之使人淋。滑石味甘寒，无毒。用白色软嫩者佳。能益精除热，疗女人产难。

杀三虫破癥结，胡粉一名为粉锡；敛金疮治眼暗，铜青铜绿竟无双。

胡粉一名粉锡，一名定粉，俗名光粉，即今化铅所作妇人容面者。味辛寒，无毒。铜青、铜绿，以醋沃铜上即生，乃铜之精也。微有毒，不可入汤药。

吐痰抵痔密陀僧，兼抹皯斑随手没；生肌止痛无名异，折伤可理并金伤。

密陀僧即煅银炉底也，味酸辛，有毒。无名异味甘平，无毒。金伤，谓刀斧伤也。

硼砂攻喉痹，止嗽消痰真有理；胆矾除热毒，诸痫痰气尽

消详。

硼砂一名蓬砂，味苦辛，暖，无毒。出南番者，色重褐，其味和，其效速。出西戎者，其色白，其味杂，其功缓，不堪入药。作金疮掺药用之。胆矾，《图经》作石胆，味酸辛，寒，有毒。信州有之，生于铜坑中，采得煎炼而成，消热毒，疗诸风瘫痪，可吐风痰。

伏火灵砂辟鬼邪安魂魄，明目镇心通血脉；藏泥白垩除泄痢破癥痕，涩精止漏又为良。

灵砂，一名二气砂。用水银一两，硫黄六铢，研细，二味先同炒，作青砂色，后入水火既济炉中抽之，如束针纹者成就也。恶磁石，畏酸水。白垩即白善土，味苦辛，温，无毒。处处有之，采无时。

石燕治淋催难产，黑铅安镇熨蛇疮。

石燕产零陵州，形似燕，其实石也。性凉，无毒。女人产难，两手各握一枚，胎立出。黑铅味甘，无毒，有银坑处皆有。粉锡、胡粉、光粉，皆化铅所作。又铅白霜，以铅杂水银炼作片，置醋瓮中密封，经久成霜；谓之铅白霜。性极冷，熨蛇创伤也。

黄丹乃是熬铅作，生肌止痛；礜石特生非常热，养就丹房。

黄丹，《图经》作铅丹，又名虢丹。用时炒令赤色，研细。味辛，微温，无毒。止吐逆，疗癫痫，敷金疮良。礜石，俗呼镇风石，味辛甘，大热，有毒。严寒置水中，令水不冰。性坚硬而拒火，烧之一日夜方解散。攻击积聚痼冷之病最良，须真者，必取鹳巢中团卵而助暖气者方真，乃修真炼丹之药品。

血晕昏迷，法炼广生花蕊石；折伤排脓，火煅醋淬自然铜。

花蕊石出陕州阌乡县，性至坚硬，保金疮止血。《局方》以硫黄合和花蕊石如法炼成，专治产后血晕，去恶血。自然铜味辛平，无毒。出铜处有之，形方而大小不等，似铜实石也。

不从矿炼，自然而生，故曰自然铜也。

硇砂能破癥瘕积聚，若还生用烂心肠；信石可吐膈内风痰，倘中其毒促人亡。

硇砂味咸苦辛。温，有毒。能消五金八石，入口腐人肠胃，生服之化人心为血。信石，《图经》名砒霜，信州者佳，故名信石。味苦酸，有大毒。主诸疟风痰在胸膈，可作吐药用，不宜多服，能伤人命。若误中硇砂、砒霜二毒，急宜冷水调绿豆汁饮之，可解。

梁上尘消软疖通喉噎，横生立产；井泉石性寒凉攻火热，除翳神方。

梁上尘，一名乌龙尾，性微寒，无毒。凡使须去烟火远，高堂佛殿上者，拂下筛而用之。井泉石性大寒，无毒。处处有之，以饶阳郡者为胜。得菊花、栀子最良。

疗痼冷止头疼，无遗太阴玄精石；安心志制癫狂，谁知铁粉和铁浆。

玄精石出解州解县，今解地积盐仓中方有之，其色青白龟背者良。味咸温，无毒。铁味辛，有毒。取铁浸之，经久色青，沫出可染皂者，为铁浆。治癫狂，铁捶作片段，置醋糟中，积久生衣，刮取为铁粉，能安心志。

雄黄能杀虺蛇毒，妊娠佩带转生男子；炼之久服自身轻，要生女子佩带雌黄。

雄黄、雌黄同山所生，向阳处生雄黄，山阴有金处，金精熏则生雌黄。妇人觉有孕，以雄黄二两，绛囊盛带之，可转女为男。以雌黄半两素囊盛带之，可转男为女。雌黄炼服，久则轻身可入仙家。

备金石之品味，治病得以推详。

总括上文诸药，悉可对证而施治也。

草部上

观夫天生烝民，地生百草，人生不无札瘥之常，以致病于寿夭，草有治病之功，用别花苗实脑。

烝，众也。实即子，脑即根，各有所宜也。

菖蒲开心明耳目，去湿痹风寒；菊花消湿散痹风，主头眩痛搅。

菖蒲，一名菖阳，须用生石磷上一寸九节者良。味辛温，无毒。菊花味苦甘平，无毒。主胸中烦热。明目聪耳。

治渴补虚安五脏，快觅人参；温中解毒性平和，无如国老。

人参一曰人蓡，味甘。微寒，微温，无毒。反藜芦。甘草味甘平，无毒。主解百毒，为众药之王，故号国老。反大戟、芫花、甘遂、海藻。

白术益脾止泻呕，若动气不宜；苍术平胃压山岚，用米泔浸炒。

白术味甘辛，无毒。主风寒湿痹，益脾胃，补虚劳，消肿，伤寒有动气者不宜服。苍术用米泔浸一宿，换泔浸，炒干，去皮。味苦甘辛，无毒。治伤寒痹痛，除温疟，可发散。

生地黄能行血，兼止吐衄折伤；熟地黄能补血，更治虚劳焦躁。

生地黄大寒，亦治产后血攻心，及女人经水闭绝。熟地黄净洗，酒浸蒸两三次，焙干，味甘苦温，无毒。熟干则温补，生干则平宣。熟者止崩漏，安魂魄，治惊悸，补内伤。

天门冬镇心止吐血衄血，性寒而能补大虚；麦门冬解渴开结益心肺，劳热可除烦可保。

天门冬味苦甘平，大寒，无毒。悦人颜色。麦门冬味甘平，微寒，无毒。二味并抽去心，焙干用。

地肤子车前子，除热去风明眼目，能使膀胱水道通；菟丝子巴戟天，添精补髓主延年，除去腰疼诚有效。

地肤子即落蒂子，味苦寒，无毒。车前子味甘咸寒，无毒。能滑胎，止泻痢。菟丝子味辛平，无毒。水洗澄去砂土，酒浸一宿，蒸过乘热捣成膏。焙干。再入药。方可研末。巴戟天须用连珠者，去心，酒浸焙干。味辛甘，微温，无毒。除风强筋，益力，治梦与鬼交。

牛膝补虚挛膝痛，月经若闭亦能通；柴胡去热治劳伤，主疗伤寒功力到。

牛膝味苦酸平，无毒。柴胡味苦平辛，微寒，无毒。治湿痹拘挛，可用煎汤浴之，下气消痰止嗽，伤寒为要药。

草决明泻肝热明目驱风，兼治鼻渊；草龙胆益肝虚惊惕无忧，疳虫可扫。

草决明味咸苦甘平，微寒，无毒。草龙胆味苦寒，无毒。益肝明目最治疳。

菴蕳子性苦寒，风寒湿痹水皆宽；茵陈蒿性苦冷，时气发黄淋可导。

菴蕳处处有之，味苦，微寒，无毒。久服轻身明目。茵陈蒿味苦平，微寒，无毒。治淋难，小便闭涩不通。

远志一名小草，堪收梦里遗精；黄精俗字山姜，久服延年不老。

远志用去骨，以甘草汤浸煮，炒干。味苦温，无毒。苗名小草，一似麻黄，但无节，能令人生智慧，定心惊。黄精俗呼山姜，味甘平，无毒。然与钩吻相似，但一善一恶，要仔细辨认，切勿误用。钩吻则伤人至死，故谓之钩吻。

北五味补虚下气，止嗽强筋；南木香止痢健脾，气疼是宝。

五味子味酸甘咸苦辛，故名五味。性温，无毒。止渴，消酒毒。木香形如枯骨者佳，不见火。味辛温，无毒。去膀胱冷气，除癥瘕，止泻痢。

金疮止血，王不留行是名剪金花；风疹赤丹，本草景天即是慎火草。

王不留行味苦平，无毒。可催生产，利月经。景天味苦酸平，无毒。主劳烦大热疮，女人漏下，用花良。

络石治痈疮消热毒，苗似龙鳞；川芎医头痛主筋挛，形如雀脑。

络石为君，即石鳞，又名龙鳞薜荔，味苦温，微寒，无毒。畏贝母、菖蒲。川芎，一名芎䓖，明目，疮家止痛。味辛温，无毒。蘼芜即其苗也，白芷为之使。

　　金钗石斛能使元阳壮，腰疼膝痛并皆驱；鬼脸升麻用解百毒消，疹痘斑疮宁可效。

　　石斛草味甘平，无毒。入肾壮阳，平胃气。升麻味苦平，微寒，无毒。能解一切毒，除湿去风，为伤寒时气之要药也。

　　烟尘续断安胎产疗金疮，速不可迟；染绛茜根理风寒止吐蛊，须宜乎早。

　　续断味苦辛，微寒，无毒。最能接骨，因名续断。茜根一作蒨，即今染绛茜草根也。味苦，微寒，解中蛊毒。

　　蚮床蛇床同一种，治风湿痒及阴疮；羌活独活本来同，头痛筋挛风气挠。

　　蚮床即蛇床，味苦辛甘，平，无毒。羌活、独活本同类，但紫色而节密者为羌活，黄色而作块者为独活。味苦甘平，微温，无毒。并出蜀汉，功用相同，惟猛烈之气，则羌活过之。

　　细辛薯蓣能温中下气，仍主脑腰疼；薏苡葳蕤治痹弱筋挛，并医风湿症。

　　细辛味辛温，无毒。主拘挛风痹，明目治瘘，破妇人血闭。薯蓣俗名山药，味甘温平，无毒。补心气不足，镇心神。薏苡仁味甘寒，无毒。主肺气肺痈。葳蕤叶似黄精，味甘平，无毒。切勿误用，钩吻则伤人。

　　止泻补虚收盗汗，黄芪奏莫大之功；消痈散肿有高能，忍冬是至贱之草。

　　黄芪味甘，微温，无毒。主虚劳，强筋，治耳聋。止痛排脓。忍冬草即鹭鸶藤，又名金银花，其蔓左缠，亦名左缠藤。味甘温，无毒，今处处有之。

　　泽泻会除诸般泻，弭渴疏淋；防风主治一切风，仍蠲头痛。

　　泽泻味甘寒咸，无毒。止泄精，逐膀胱水，多服令人眼病。防风味甘辛温，无毒。能解附子毒，明目止汗疗崩。

　　蒺藜阴痛煎汤，头痛煎酒；蒲黄行血用生，止血用炒。

　　蒺藜味苦辛温，微寒，无毒。破血催生，若风疮阴疮，煎汤作浴，头痛煎酒服。蒲黄味甘平，无毒。生则味滑，炒熟则味涩。

苁蓉扶女子阴绝，兴男子阳绝，补精养肾生自马精；黄连理大人诸热，却小儿疳热，止痢厚肠贵称鹰爪。

肉苁蓉味甘酸咸，微寒，无毒。言是马精落地所生，生时似肉，作羹补虚最佳。黄连味苦寒，无毒。点眼可除热，更治消中、口疮良。

漏芦行乳汁消瘰疬肠风，丹参补胎气利月经为吉。

漏芦味苦咸寒，无毒。医疮疡，疗眼目，理损伤，续筋骨。丹参味苦，微寒，无毒。除积聚，破癥瘕，益气，去烦满，一名赤参。

更分佐使君臣，是曰神圣功巧。

望而知之谓神，闻而知之谓圣，问而知之谓功，切而知之谓巧。望、闻、问、切，是谓医家之四诊也。

草部中

抑又闻芍药苦平，赤者破血通经而白者可安胎止痛；辛姜大热，生则呕家圣药而干者除霍乱肚疼。

芍药为臣，味苦酸平，微寒，有小毒。恶石斛、芒硝，畏硝石，反藜芦。芍有赤、白二种，白者补虚止汗，赤者除热明目。姜为使，有生用，有干用。干者味辛温，大热，无毒。温中止血，逐痹风湿。生者味辛，微温，无毒，处处有之。用热即去皮，用冷即留皮。发散伤寒下气，为呕家圣药。

葛根止渴解醉，发散伤寒消热毒；瞿麦开通关格，宣癃堕子更催生。

葛根味甘寒，无毒。瞿麦止用实壳，不用茎叶，味苦寒，无毒。

栝蒌曰天瓜，实治乳痈，根可止渴；苍耳即葈耳，子能明目，叶解风缠。

栝蒌根名天花粉，味苦寒，无毒，即瓜蒌。苍耳味甘温，有小毒。今处处有之，主挛痹湿风寒。

玄参攻喉痛，苦参攻肠风，并可消痹破癥结；贝母人面疮，知母润心肺，皆能止嗽理伤寒。

玄参即山麻，味苦咸，微寒，无毒。今处处有之。除风热，明眼目。苦参味苦寒，无毒。杀疳虫，治疮毒。贝母味苦辛平，微寒，无毒。专治腿膝人面疮，及诸痈毒。知母味苦寒，无毒。除热止渴。

白薇本消淋露，更治风狂，并除温疟；白芷能除血崩，专攻头痛，亦用排脓。

白薇味苦咸平，大寒，无毒。如葱管者佳。白芷味辛温，无毒。专治蛇咬，研末掺咬处，或捣汁浸伤处，并效。

当归主血补虚劳，止血用头，破血用尾；麻黄发散攻头痛，发汗用叶，止汗用根。

当归酒浸焙，味苦辛温，无毒。麻黄味苦，无毒。

大蓟功同小蓟，治痈肿血崩吐衄；小青不如大青，疗伤寒热毒时行。

大蓟、小蓟味甘温。今处处有之。小青、大青味苦大寒，无毒。处处有之。古方只用大青。

京三棱蓬莪术破血消癥，宁心脾腹痛；白豆蔻、荜澄茄温脾健胃，能消食宽膨。

三棱味苦平，无毒。莪术又曰莪荗，味苦平，温，无毒。白豆蔻味辛，大温，无毒。荜澄茄味辛温，无毒。

郁金胜似姜黄，行经下气；川芎贵乎藁本，头痛皆痊。

郁金须用蜀中如蝉肚者佳，味苦辛寒，无毒。姜黄说见下文。川芎解见草部上芎䓖下。藁本俗曰土芎，味辛微温，寒，无毒。主风入四肢，畏青葙子。

前胡柴胡功无优劣，通医热病主疗伤寒。

前胡味苦，微寒，无毒。下气消痰，推陈致新，安胎止嗽。柴胡见草部上。

姜黄烈似郁金功，下气消痈，通经破血；荜茇味如良姜辣，转筋霍乱，心痛连巅。巅，即头顶也。

姜黄处处有之，味辛苦，大寒，无毒。郁金解见前。荜茇味辛，大寒，无毒。温中下气。高良姜味辛温，大热，无毒。

剪草入疥疮之气，王瓜导乳汁之泉。

剪草味苦平，无毒。婺州产者最良，根名白药，治金疮。古方以剪草末蜜和，九蒸九晒，成膏，可医一切失血。王瓜，一名落鸦瓜，一名土瓜，结子如弹丸，生青熟赤，可啖，闽俗谓之毛桃。其根止渴，散痈除疸，消癥下血。

通草原来即木通，治淋退肿；蠡实一名马蔺子，去湿医崩。

通草味辛甘平，无毒。除寒热，出音声，治耳聋。马蔺子味甘平，温，无毒。去风寒湿痹。

百合宁心，可除咳痰有血；秦艽治疸，时行劳热犹能。

百合味甘平，无毒。除热咳，攻发背疮痈，消胀，利大小便。秦艽味苦平，微温，无毒。消浮肿，利小便。

黄芩解热通淋，女子崩因热者；紫菀化痰定喘，咳嗽吐有红涎。

黄芩味苦平，大寒，无毒。治黄疸止痢，女子血崩。本性热暂用良，虚寒苦不可用。紫菀茸味苦辛温。无毒。补虚止渴，安五脏，通结气滞胸中。红涎，痰中有血脓也。

泽兰行损伤之血，紫草制痘疹之偏。

泽兰味苦甘，微温，无毒。消四肢浮肿。攻痈肿排脓。紫草味苦寒，无毒。通九窍。退肿通淋。

石韦透膀胱小便，防己治风热拘挛。

石韦味苦甘平，无毒。去热除邪。临用刷去毛，不然，令人咳嗽不已。防己味辛苦平，温，无毒。治水肿风肿，去湿止咳。

肉豆蔻补脾治痢，犹调冷泻；款冬花洗肝明目，劳嗽宜遵。

肉豆蔻用面裹煨熟。味辛温，无毒。解酒消食，调中，兼治霍乱。款冬花味辛甘温，无毒。定喘消痰。

淫羊藿即仙灵脾，补肾虚，兴阳绝不起；补骨脂名破故纸，扶肾冷，绝梦泄精残。

淫羊藿味辛寒，无毒。主治冷风寒气。补骨脂味辛，大温。无毒。主血气劳伤。

禁惊热杀疳虫，芦荟俗呼为象胆；解风缠宣痘疹，牛蒡原来号鼠粘。

芦荟味苦寒，无毒。以其味苦，故名象胆。主癫痫疮痔。牛蒡一名恶实，又名鼠粘，明目消疮毒，手足筋挛。味辛平，处处有之。

海藻海带一般，疝气瘿瘤同有效；水萍虽分三种，热风瘾疹并权衡。

海藻洗去咸水焙干用。味苦咸寒，无毒。水萍有三种。止渴治火疮，通小便，消水气。味辛咸寒，无毒。

艾叶可生可熟，漏血安胎，呕吐衄红还可止；阿魏有真有假，杀虫破积，传尸亦可保天年。

艾叶处处有之，味苦温，无毒。生者治下痢，止吐血，取汁用之。熟者治漏血，可为丸，灸百病。阿魏味辛平，无毒。难得真者，气极臭而能止臭气。

败酱妇人产后用，酸浆催产易于生。

败酱味苦咸平，无毒。因作败腐豆浆气。故名败酱，陈良甫作妇人科方说是苦荬菜，仲景方治腹痛。酸浆味酸平寒，无毒。处处有之，即酸浆草也。主热除烦，通淋止崩，产难胎衣不下者，若吞其实即出。

茴香治霍乱转筋，更通肾气；昆布消瘿瘤结硬，水肿为先。

茴香一名蘹香子，味辛平，无毒。开胃调中。得酒良。昆布味咸酸，性冷寒，无毒。与海藻同科。治瘿瘤。

百部除肺热久年劳嗽，天麻逐诸风湿痹拘挛。

百部味苦，微寒，无毒。治疥癣去风。天麻味辛平。无毒。益气强筋，苗名赤箭。

牡丹可行经下血，地榆止血痢宜然。

牡丹味辛苦寒，无毒。止痛除邪气，疗惊痫中风，续筋补骨，破痈脓。地榆味苦甘酸，微寒，无毒。恶麦门冬，止痛排脓，治金疮，女人带下良。

香附缩砂消食化气，暖胃温脾，皆妇人要药；狗脊草薢扶老补虚，腰疼脚弱，与湿痹牵缠。

香附子即莎草根。味甘微寒，无毒。处处有之。缩砂去皮取仁用。味辛温，无毒。止泻痢，炒过，除妊娠妇腹痛。狗脊味苦甘平，微温，无毒。草薢川中者为道地。味苦甘平，无毒。

红花本能行血，白鲜疮疥利便。

红花，本草作红蓝花。味辛温，无毒。主产后血晕昏迷，可作胭脂，治小儿聤耳。白鲜皮味苦咸寒，无毒。除疸通淋，主风瘫手足不举，调经水，疗阴痛。

风寒湿痹肾冷与遗精，当知石龙芮；劳热骨蒸兼儿疳惊痫，须用胡黄连。

石龙芮味苦平，无毒。畏蛇蜕、茱萸。平胃气，主关节不通。胡黄连味苦平，无毒。折断起烟尘者是。

白茅花能止吐衄血，玄胡索可治腹心疼。

白茅根味甘寒，无毒。处处有之，通血除烦渴，治淋利小便。花止吐衄血，茅针捣敷金疮良。玄胡索味辛温，无毒。治女人月水不下，行肾气。

甘松香浴体令香，专辟恶气；使君子乃医虫药，疳泻如仙。

甘松味甘温。无毒。善除恶气，浴体香肌，治心腹痛。使君用热灰中和壳，炮去皮壳，取肉用。味甘温，无毒。消疳积，治泻痢，除诸虫。因郭使君用此，故名使君子。

斯乃称为中品，是诚玄奥之术。

草部下

因知性甘大热，附子乌雄可回阳而逐冷，祛风湿而建中。

附子团圆平正。重一两以上者佳。主心腹冷痛，攻咳逆，破癥结，堕胎止痢，除风寒湿痹，强阴道。乌头与附子同种，以原种之母为乌头，破积除寒湿，及中风邪恶风，堕胎，攻腹

痛，消积饮。天雄似附子，但广身长三四寸许，有须，性烈一
如乌附，逐痹，除风助阳。附子、乌头、天雄，味并辛甘，大
热，有毒。出三建故名建中。

**半夏止吐去痰，有毒必须姜制；大黄通肠涤热，快峻因号
将军。**

半夏味辛平，生微寒，熟温，并有毒。五月夏至生，故名
半夏。健脾止呕，去痰涎。熟令人下，生令人吐。合生姜和
煎，方制其毒。大黄味苦寒，无毒。黄芩为之使，无所畏。宣
气消痈，除结热，通瘀血，荡燥屎，推旧致新，性至快。

木贼青葙开眼翳，羊蹄鹤虱杀三虫。

木贼味甘微苦，无毒。攻积块肠风下痢，止女人赤白带
下。青葙子味苦，微寒，无毒。即白鸡冠花子，主皮肤热，泻
肝热，去风，除瘙痒，杀虫。羊蹄俗呼为秃菜根，味苦寒，无
毒。攻疥癣，治女人阴蚀疮痔，杀诸虫。鹤虱味苦平，有毒。
即火枕草，主蛔虫咬心痛。

**与甘草相刑，甘遂能消肿破癥，大戟通利水道兼除蛊毒；
与乌头相反，白蔹治肠风痈肿，白及能破痈疽并合跟皲。**

甘遂、大戟，味并苦甘寒，有毒。治病之功不相上下，故
并反甘草。白蔹与白及，味并苦辛甘平，无毒。同反乌头，疗
疾大同小异。

风攻皮肤羊踯躅，热主嗽喘马兜铃。

羊踯躅味辛，有毒。羊误食其苗叶则踯躅而死，故得名。
消蛊毒，攻诸痹贼风。马兜铃味苦寒，无毒。治肺热咳嗽喘
促，兼瘘疮血痔。其根名土木香，又曰青木香，结子如铃状，
故名兜铃。

**刘寄奴破血行经，金疮最妙；续随子消癥荡滞，蛊毒
尤攻。**

刘寄奴味苦温，治烫火伤，及金疮最妙。因刘裕小名寄
奴，取此草以疗金疮得效，故名。续随子即联步，味辛温，有
毒，最治蛇伤。

祛风逐痰白附子，刮磨肠垢白头翁。

白附子味甘平温，无毒。能行药势，主心疼腹痛。白头翁处处有之，谓之翁者，须根有白茸，故名之。仲景以此专治温疟，又治金疮衄血。

何首乌久服延年可消疮肿，骨碎补折伤克效及耳鸣聋。

何首乌味苦涩，微温，无毒。昔有老人姓何，见藤夜交，遂采其根食之，白发变黑，因此名之。骨碎补味苦温，无毒。一名猿孙姜，根生缘树上，能补骨碎折伤，因名之。

泻肺消痰，下水去浮葶苈子；通经散肿，开喉明目射干功。

葶苈味辛苦寒，无毒。生道旁，处处有之，有甜、苦二种。射干味苦平微温，无毒。一名乌扇，俗曰仙人掌。

常山吐涎截疟，莨菪止搐拦风。

常山味苦辛，有毒。形如鸡骨者佳，苗名蜀漆。莨菪子处处有之，味苦辛，有毒。一名天仙子。虽云有毒，得甘草、升麻即解。

连翘除心热破瘰疬，堪行月水；桔梗泻肺痈清喉痛，止嗽宽胸。

连翘味苦平，无毒。分大、小二种，利小便，专治痈疽发背。桔梗味辛苦，微寒，有小毒。又有一种名苦梗，药性相同。

海金沙用日中收，攻伤寒热病；谷精草从田中采，破翳膜遮睛。

海金沙俗名竹园荽，处处有之。收金法：以纸衬之，日中晒热，以杖击之，其枝叶自然有沙落纸上，旋收之。专利小便，得蓬砂、栀子、马牙硝最良。谷精草一名鼓槌草，又曰带星草，生田中。味辛温，无毒。治咽喉痹，止齿痛。

草河车即蚤休，痈疮至圣；商陆根名樟柳，退肿之宗。

草河车名金线重楼，味苦微寒，无毒。主治痈痛惊热。商陆味辛酸平，有毒。赤、白二种，白者消水肿，根如人形者有神，赤者不入药。

藜芦为疮疥之药，贯众杀寸白诸虫。

　　藜芦味辛苦寒，有毒。俗名山棕，反细辛、芍药，可吐风痰，不入汤药，专主疥虱疮疡。贯众味苦微寒，有毒。治金疮，破癥结，止鼻红。

草蒿一本作青蒿，灭骨蒸劳热；旋覆花草名金沸，消痰嗽之疾。

　　草蒿味苦寒，无毒，处处有之。根苗子叶皆入药，但各自使用。用子勿用叶，用根勿用苗。四者若齐用，则有损无益。得童便浸尤良，亦可煎汤洗疮，除疥虱。旋覆花味咸甘温，微冷，有小毒。通膀胱水，去风湿，利痰止呕。

蓖麻子善主催生，捣膏敷脚板；威灵仙能消骨鲠，熬汁灌喉咙。

　　蓖麻子味甘辛，有小毒。疮疡，研榨油搽敷；水疮，研服良。威灵仙味苦温，无毒。主宣气，去冷消痰，疗折伤，治诸风。

马鞭草能通月水不行，破癥瘕之癖；胡芦巴善补元阳肾冷，蠲疝气之瘕。

　　马鞭草，味甘苦寒，有小毒。其草穗类鞭梢，因名之。俗谓之铁扫帚，治湿蜃阴疮。胡芦巴得茴香、桃仁同用，逐膀胱疝气；得硫黄、附子同用，专补肾经。

萱草治淋，孕带其花生男子；灯心去热，烧灰善止夜啼童。

　　萱草一名鹿葱，其性凉而无毒。处处有之。孕妇佩带其花即生男子，故又名宜男草。灯心性凉，破伤处捣敷最良。

山豆根疗咽痛头疮五痔，金星草治丹毒发背诸痈。

　　山豆根味甘寒，无毒。消肿毒，止热嗽。金星草至冬时则背有黄星，点点成行。味苦寒，无毒。解硫黄毒。

狼毒驱九种心痛，豨莶扫湿痹诸风。

　　狼毒味辛平，有大毒，重而沉水者良。主咳逆，治虫疽瘰疬结痰。豨莶即火枚草，味苦寒，有小毒，形似鹤虱。昔有知州张咏，尝进此方治诸风。

夏枯草最治头疮，瘰疬瘿瘤同可觅；天南星专能下气，风

痰脑痛止怔忡。

夏枯草至夏即枯，故名。味苦辛寒，无毒。天南星处处有之，味苦辛，有毒。散血堕胎，消痈肿。

退肿消风牵牛子第一，诸疮解毒山慈菇最雄。

牵牛子炒过用，味苦寒，有毒。处处有之，下气，通肠利大小便，堕胎，专治腰疼脚痛。山慈菇即鬼灯檠，又名金灯花，疮肿痈疽瘰疬，消毒良。

仙茅伸风者之脚挛，补虚坚骨；苎根凉小儿之丹毒，安护胎宫。

仙茅味辛温，无毒。治虚劳，逐冷气，益阳坚骨，生长精神。苎根补血安胎，止渴，兼治小儿丹毒。

茵芋理寒热似疟，屋游断齿衄纵横。

茵芋味苦温，有毒。止心腹痛，通关节，主风寒湿痹。屋游即瓦上青苔，味苦寒，无毒。逐膀胱水，止皮肤寒热。

本草编成斯赋，医家初学童蒙。

卷　四

木　部

岂不以劳伤须桂肉，敛汗用桂枝，俱可行经破癥，炒过免堕胎儿。

桂味甘辛，大热，有小毒。得人参、熟地黄、紫石英良，畏生葱。

五痔伤风称槐角，疮疡煞疥羡松脂。

槐角实味酸咸寒，无毒。今处处有之。除热气，主火烧疮。皮灌漱风疳齿。松脂味苦甘温，无毒。处处有之。道家服饵，轻身延年。松子味甘温，无毒。可供果品。叶与根白皮味苦温，无毒。主辟谷不饥。松节温，治历节风。

柏叶止吐衄崩带安五脏镇惊悸，去壳取仁于柏子；枸杞益精气明眼目退虚劳寒热，须用其根地骨皮。

柏叶味苦微温，无毒。四时各依方向采取，阴干用。柏白皮，主火烧烂疮。枸杞味苦寒，根大寒，子微寒，无毒。处处有之，惟陕西、甘州出者最良。

茯苓有赤白二种，赤者通利小便，白者可补虚定悸；干漆有生熟两般，生则损人肠胃，炒熟通月水愆期。

茯苓味甘平，无毒。多年松根之气薰灼而生，有赤、白二种。并除寒热，止渴消痰，而赤者专主利小便，分水谷，白者专补虚定悸。干漆味辛温，有毒。须炒熟用则无毒。去癥续骨，杀虫，除心气血痛。

茯神则健志收惊，开心益智；琥珀则镇心定魄，淋病偏宜。

茯神则茯苓抱根所生者，用须去心中木，味甘平，无毒。多益心脾，主风虚。琥珀味甘平，无毒。是松脂入地中，多年则化成。

职掌虚烦，敛汗必须酸枣；性行通利，消浮当用榆皮。

酸枣仁味酸平，无毒。安五脏，除风痹，能坚骨补中，宁心定志。榆皮味甘平，无毒。性滑，通行大小便，消浮肿，治小儿白秃，下妇人胎元。

攻赤目清头风，坚齿轻身蔓荆子；敛金疮除腰痛，治风桑上寄生枝。

蔓荆子味苦辛，微寒，温，无毒。通关窍，去寸白虫，除筋骨中寒热。桑寄生一名寓木，味苦甘平，无毒。并治崩中，补内伤，胎前产后皆宜用。

泻痢有功，诃黎勒同名诃子；头眩鼻塞，木笔花乃是辛夷。

诃子味苦温，无毒。开胃进食，清痰，治崩漏及肠风下血，兼主奔豚冷气。辛夷味苦辛，无毒。处处有之，南人谓之迎春木，久服轻身耐老。二月开花，色白带紫，花落无子，至夏复开花。初出如笔，故北人呼为木笔花。主头眩鼻塞最良。

乌药主宽膨顺气，没药主跌扑金疮，血气相攻，诸疼共理；秦椒能明目通喉，蜀椒能涩精止癖，温中下气，风痹同医。

乌药味辛温，无毒。处处有之，惟天台产者为胜，俗名旁箕。主心腹痛，补中益气，攻翻胃，利小便。没药味苦平，无毒。按徐表《南州记》，生波斯国，是彼处松脂也。破血止痛，为产后最宜；推陈致新，理内伤良。秦椒味辛，生温熟寒，有毒。攻腹痛，祛风邪，温中除痹。醋煎灌漱牙疼。蜀椒去闭口者，味辛，大热，有毒。出成都，逐冷风。核名椒目，利水道。

牙痛乳痈求莽草，肠风崩带索棕榈。

莽草为臣，性有毒。味辛温。善开喉痹，理诸疮瘰疬。棕榈性平，无毒。止痢养血，治鼻红，用烧存性入药。

巴豆破结宣肠，理心膨水胀；芫花消浮逐水，治瘰痔当知。

巴豆味辛温，生温熟寒，有毒。生巴郡。故名巴豆。性急通利，因名刚子。用去皮心膜及油，然后可。畏大黄、黄连。芫花味辛苦温，有小毒。治咳逆，喉鸣痰唾，腰腹心痛。

　　木鳖治疮疡腰痛有准，雷丸杀三虫寸白无疑。

　　木鳖子，其形似鳖，故名。味甘温，无毒。治乳痈肛门肿，兼疗折伤。雷丸味苦咸寒，有小毒，白者良，赤者有毒，能杀人。

　　养肾除风石楠叶，漱牙洗目海桐皮。

　　石楠叶味辛苦平，有毒。利皮毛筋骨病。海桐皮味苦平，无毒，主痢，除疥虱，治风痹痛。

　　牡荆子治雷头乳肿，郁李仁荡浮肿四肢。

　　牡荆子味苦辛，无毒。即黄荆，今官司用作笞杖，处处有之，主头风目眩。郁李仁味酸平，无毒。俗名唐棣，通关格，去浮肿。根皮治齿痛风蛀。

　　密蒙花总皆眼科之要领，苏枋木专调产后之血迷。

　　密蒙花味甘平，微寒，无毒。苏枋木味甘酸平，无毒。专能破血消痈及扑损。

　　楮实补虚明眼目，叶洗疹风，树浆涂癣疥；竹皮刮下止呕吐，叶解烦躁，烧沥御风痰。

　　楮实味甘寒，无毒。主治水肿及阴痿不起。竹皮多种，取皮止呕吐者，南人呼为江南竹。味辛平甘寒，无毒。肉薄。今人取作竹沥者，又谓之淡竹，其叶解烦除咳逆。今方中用淡竹叶，又是一种，丛小叶柔嫩有毛，其根生子如麦门冬。

　　樗白皮止痢断疳，叶汁洗疮除疥虱；胡桐泪杀风牙蛀，腹膨胀满吐堪施。

　　樗白皮与椿白皮性同良，但樗木臭椿木香，味苦，有毒。樗木根叶俱良，南北皆有之。两木最为无异，俗呼作虎目树。胡桐泪味咸寒，无毒。形似黄矾，得水便消，如硝石也。

　　结胸散痞宽膨，逐水调风宜枳壳；烦闷通淋解热，赤眸黄疸用山栀。

　　枳壳味苦酸，微寒，无毒。能攻痔瘘，消痈癖。山栀味苦寒，无毒。生于山间者为山栀，人家园圃种莳者为黄栀，形肥壮，可染物，惟紧小者为山栀，方可入药。

槟榔攻脚气杀三虫，宣通脏腑；厚朴乃温中除霍乱，膨胀堪调。

槟榔味辛温，无毒。生南海，向日曰槟榔，形尖如鸡心者佳。向阴曰大腹子，平坐如馒头。槟榔下气除风，宣判脏腑，逐水消痰，破结。厚朴去粗皮，姜汁炒过。味苦温，无毒。须用中厚有紫油者佳。通经下气，厚肠胃，消谷食，安腹中虫。

猪苓消渴利水，治伤寒中暑；龙脑清头明目，主惊搐小儿。

猪苓味甘苦平，无毒。生土底。皮黑作块，似猪粪，故名。治咳疟。消肿利水，止遗精。龙脑味辛苦，微寒，一云温平，无毒。其香透腑，攻耳聋，消风气，通九窍，即梅花片脑。若服饵过多至两许，则身冷如醉，气绝，而非中毒，盖性寒故也。

明目凉肝解热，毋遗黄檗；磨癥下乳行经，休缺紫葳。

黄檗俗名黄柏，味苦寒，无毒。除血气，去黄疸，治痈疮，祛脾胃热，治女人热崩。紫葳花一名凌霄花，味咸微寒，无毒。处处有之。治风热毒及痼症。

杜仲坚筋补损伤，兼主肾虚腰脊痛；卫茅杀鬼决经闭，妇人崩带也能医。

杜仲味辛甘平，无毒。折断多白丝，用姜汁和，炒去丝良。除风冷，强心志。卫茅即鬼箭羽，味苦寒，无毒。攻腹痛，破癥结。

痈肿癥瘤凭虎杖，杀虫砥痔问芫荑。

虎杖俗名班杖根，微温，味甘平，无毒。治伤损，消疮毒。芫荑味辛平，无毒。逐冷，除心痛，兼治皮肤骨节风，杀疥虫，治癣，攻肠风。

蕤仁捣膏点眼科辄除热赤，皂荚为末搐鼻嚏应释妖迷。

蕤仁味甘温，微寒，无毒。通结气，治鼻红。皂荚味辛咸温，有小毒。亦有数种，或长至一二尺者，惟如猪牙者良。消痰除嗽，散肿痛，去头风。

没石子主痢生肌，染乌髭黑发；益智子涩精益气，止小便频数。

没石子即无食子，味苦温，无毒。出西番，用有窍者良，治阴疮阴汗。益智子味辛温，无毒。主安神定志，故谓之益智。

川楝子号金铃，冷气膀胱能作主；五倍子名文蛤，肠气五痔效端殊。

川楝子味苦寒，有小毒。处处有之，蜀中者良，根皮最杀蛇虫。五倍子味酸平，无毒。除齿䘌及疮脓，亦可洗眼去风热。

吴茱萸下气消痰，提转筋霍乱；山茱萸添精补肾，治风痹无疑。

吴茱萸味辛温，大热，有小毒。处处有之。除咳逆，逐风邪，主脚气攻心。山茱萸一名石枣，味酸平，微温，无毒。疗耳聋，调女人月水。

桑白皮泻肺补虚益气，大腹皮通肠开胃健脾。

桑白皮味甘寒，无毒。即桑树根皮，利水道，消浮肿，杀寸白虫。大腹皮即槟榔大腹子之皮，微温，无毒。专下气分冷热，攻心痛。

金樱子冬青子养精益肾轻身，调和五脏；苏合香安息香辟恶去鬼杀虫，蛊毒消除。

金樱子味酸涩平。温，无毒。采实捣汁熬膏，久服轻身耐老。冬青子又名女贞实，味苦平，无毒。治病与金樱子同功。苏合香味甘温，无毒。油能辟恶，除温疟，久服令人不生梦。安息香味辛苦平，无毒。辟邪暖肾，止遗泄。

秦皮洗眼除昏，男子添精，妇人收带下；黄药通喉豁痹，蛇伤取效，医马是神枢。

秦皮味苦寒，无毒。治风寒湿痹。黄药味苦平，无毒。治恶肿。

苦菜主头疼痢疾腹痛，同姜煎服；钩藤蠲瘛疭儿生客忤，胜祷神祇。

苦菜即茶茗，味甘苦，微寒，无毒。除痰下气，消宿食。钩藤味甘苦平，微寒，无毒。其形如钩，故得名。主舒筋活血。

止痛生肌麒麟竭，舒筋展痹五加皮。

麒麟竭，一名血竭，味咸平，无毒。除血晕。五加皮味辛苦，微寒，无毒。治风寒湿痹，止心痛，益精神，通疝气，治阴疮，小儿幼弱不能行，服之良。

丁香下气温中，能益脾止呕；沉香调中顺气，宜疗肝坠痰。

丁香味辛温，无毒。散肿除风，更治齿痛风牙。沉香味辛温，无毒。疗肿除风，去水，止霍乱转筋，壮元阳，辟恶气。

檀香藿香止霍乱吐呕，痛连心腹；乳香枫香专消风止痛，疮毒流离。

檀香性热，无毒。消风肿，肾气攻心。藿香味辛微温，无毒。去恶消肿，止吐逆。乳香味辛热，无毒。辟恶除邪，补精益肾，治诸疮，攻血气。枫香是枫树脂即白胶香也，治瘾疹风搔齿痛，去虚浮水气，味辛平，微有毒。

竺黄理天吊止惊风，更会清心明目；胡椒能下气逐风冷，兼除霍乱昏迷。

天竺黄味甘寒，无毒。生天竺国，故名。胡椒味辛温，无毒。去痰止痢，治心腹卒然作痛。

此木部之药性，为后学之绳规。

人　部

看方犹看律，意在精详；用药如用兵，机毋轻发。草木之性既陈，人物犹宜立诀。

律，法度也，齐之以刑。用药犹用兵，谓医者乃人之司命。

天灵盖最主传尸久病虚劳，其热蒸在骨。

天灵盖乃死人顶骨十字解者，此骨是天生盖压一身之骨节，阳人用阴，阴人用阳。味咸平，无毒，主传尸鬼疰。

热病及阳毒发狂，当求人粪汁；打扑损伤并新产，快索童男溺。

人粪一名人中黄，性寒，无毒。专治天行时热，劳气骨蒸，烧末水服。解诸毒，为末汤调。治热病发狂，绞粪汁饮之。童男溺，童子小便也，女子者不宜用。主寒热虚劳，头疼湿气。

乳汁有点眼之功，裈裆救阴阳之易。

妇人乳汁味甘平，无毒。能安五脏，悦皮肤。昔张仓常服，享寿百余年。《衍义》云：乳汁治眼之功何多？盖人心生血，肝藏血，肝受血则能视。妇人之血上为乳汁，下为月水，用以治目，不亦宜乎！裈裆即裈裤之当阴处，剪取方圆六七寸许，烧为末服。男子病新瘥而妇人与之交，则男病阴易。女人病新瘥而男子与之交，则女病阳易。小腹绞痛，手足挛，目中生花，头重不能举，若不急治则死。男子病用妇人裈裆，女人病用男子裈裆，以水调服。

调诸淋破瘀血，乱发原来即血余；止吐衄理肺痿，溺垢便是人中白。

血余乃常人乱发烧灰，味苦微温，无毒。治痈疽及转胞。人中白即尿桶中澄底垢积之结白者，火上烧灰，最治虚热及劳热传尸。

《图经》《衍义》无虚，医者可知端的。

禽 兽 部

盖言走者属兽，飞者属禽。

禽属阳身轻，故能飞而上。兽属阴身重，惟能走而不能上飞。

鹿角煎胶补瘦羸，又安胎止痛；麝香辟邪而通窍，安客忤痫惊。

鹿角味苦辛，依法煎炼成胶及霜，入药用，止泄精遗尿。麝香味辛温，无毒。攻风痓，堕胎，救产难。

定魄安魂，牛黄治风痫惊热；生肌止汗，龙骨攻泄痢遗精。

牛黄味苦平，有小毒。除狂躁，治天行时气。龙骨味甘平，微温，无毒。治女子崩带，止小便遗泄，疗阴疮。龙齿镇惊，治癫痫。

牛乳补诸虚，益气通肠须求牛酪；獭肝开热胀，传尸劳嗽有验堪凭。

牛乳味甘微寒，性平，无毒。止渴。獭肝为君，味辛温，有毒。凡人素有冷气虚膨者，此二味皆不宜服。

象牙出肉中之刺，熊胆医痔瘘之灵。

象牙味甘平，无毒。生煮汁饮之，利小便；烧末止遗精，磨屑敷肉中刺。凡骨鲠者磨水服即下，更祛劳热，止风痫。熊胆味苦，寒，无毒。然难分真伪，取一粟许滴水中，一道如线不散者为真。治天行热症诸疳。恶防风、地黄。

羚羊角明目去风，可保惊狂心错乱；腽肭脐温中补肾，何忧梦与鬼交情。

羚羊角味咸苦寒，无毒。可活胎易产，益气安心，辟邪。腽肭脐味咸性热，无毒。主惊痫，消宿血，除痃癖气。

阿胶止血安胎，兼除嗽痢；犀角凉心解毒，杀鬼闻名。

阿胶味甘平，微温，无毒。出阿县城北，井水煮取乌驴皮，以阿井水煎成胶为真。须用一片鹿角同煮，不然不能成胶也。养肝虚劳极，止四肢酸疼。犀角味苦酸咸寒，无毒。驱风明目，除心热狂言，又治时行疫疠。

鹿茸益气补虚，男治泄精女止崩漏；虎骨驱邪辟恶，男去风毒女保胎惊。

鹿茸用茄形连顶骨者，味甘酸温。无毒。一云味苦辛。虎骨性平味辛，微热，无毒。治恶疮及风痹拘挛。

兔头骨主头疼，和水烧灰催产难；牛角腮治崩带，烧灰入药效如神。

兔头骨味甘平寒，无毒。治头昏痛。兔骨治热中消渴，肉不可多食，损人阳气。孕妇食兔肉生子缺唇。不可与鸡肉及生姜同食。牛角腮味苦，无毒。消血闭便血，攻冷痢。

瓦雀肉则益气卵则强阴，白丁香可溃痈疗目；雄鸡乌者补中赤者止血，黄胜胫止遗尿难禁。

瓦雀肉味甘温，无毒。雀粪直立者名白丁香。雄鸡肉微温，无毒。乌者补中止痛，赤者止血治崩。诸雄鸡胆微寒，主目不明，心主五邪，血主损伤，筋主耳聋，肠主小便数不禁，肝及左翅毛主阴痿不起，冠血能行乳汁。

蝙蝠经名伏翼，能开黑暗青瞑。

伏翼即蝙蝠别名，味咸，无毒。主淋，目昏，久服则忘忧。粪名夜明砂，可治疳。

药是伐病之斤，医实司人之命。

医药之治病犹斧斤之伐木也。

虫鱼部

抑又闻蠢者为虫潜者为鱼，堪行入药贵贱何拘。

蠢，动也。潜，澄藏也。

全蝎有毒须当去，能透耳聋，疗诸风惊搐；斑蝥熟炒不宜生，通淋堕孕，宣瘰疬之疵。

全蝎宜紧小者佳，味甘辛。须去毒方可用。斑蝥去足翅，以米同炒至米黄色，去米用。若生用即令人吐泻。味辛寒，有大毒。

消水气去瘿瘤，无如海蛤；安心志磨翳障，大喜珍珠。

海蛤味苦咸平，无毒。治浮肿，除咳逆，定喘消烦。珍珠味寒，无毒。出廉州，主润泽皮肤，悦人颜色。绵包塞耳，可治聋。

水蛭吮痈疽，通经破血；田螺去目热，反胃堪除。

水蛭即蚂蝗蜞，生水中名水蛭，生草中名草蛭，生泥中名泥蛭，并能着人及牛马股胫间咂血。入药当用水蛭之小者佳。此物极难得死，虽炙过经年，得水犹可活。必炒令极黄熟。不然入人腹生子为害。田螺性大寒，无毒。不可多食。其肉敷热疮，壳主翻胃，汁能醒酒止渴，田中取者为佳。

鼠妇通月闭利便癃，仲景将来医久疟；䗪虫破坚癥磨血

积，伤寒方内不曾无。

鼠妇味酸温，无毒。生人家地上，处处有之。䗪虫即土鳖，味咸寒，有毒。处处有之。

搜瘈疭惊风，明目催生称蛇蜕；止㖞斜口眼，堕胎点翳捉衣鱼。

蛇蜕味咸苦平，无毒。主缠喉风，攻头疮瘰疬。衣鱼味咸温，无毒。今处处有之，多见于书卷中，小儿淋闭，用以摩脐及小腹，溺即通。仍可摩疮。

出箭头入肉，医附骨鼠瘘，蜣螂便是推车客；补打扑损伤，疗儿疳昏眼，蛤蟆本草即蟾蜍。

蜣螂味咸寒，有毒。疗儿惊瘈疭风痫，临用当炙过，勿置水中，令人吐。入药去足翅。蛤蟆肉味辛寒，无毒。主邪气坚癥，恶疮鼠漏。

杀伏尸鬼疰三虫，地龙俗名蚯蚓；正风邪斜㖞脱肛，蜗牛本是蛞蝓。

地龙味苦，无毒。须用白颈者良。伤寒狂热须用汁。治痢消丹毒用粪。蜗牛俗名蜒蚰，处处有之，生砂石垣墙下湿处。亦治背疽，用涎涂抹。

蛴螬点眼翳杂科，割金疮出肉中刺；蛤蚧堪传尸止嗽，兼补肺邪鬼咸驱。

蛴螬味咸甘，无毒。处处有之，以背行反快于脚，即诸朽木中蠹虫，但洁白者佳。蛤蚧一名守宫，味咸平，有小毒。功力全在尾梢。人捕之即自咬断其尾，用以法取之。行常一雌一雄相随，入药亦当用成对者良。

牡蛎固漏血遗精补虚止汗，虻虫破癥瘕血积经闭通渠。

牡蛎味酸平，微寒，无毒。主疟疾寒热，除惊恐。虻虫味苦温寒，有毒。唼食牛马背血者。用须炒熟，除去足翅，方可入药。

鳗鲡鱼退劳热骨蒸，杀虫愈痔；石龙子除热淋止血，蜥蜴殊途。

鳗鲡鱼味甘，有毒。处处有之。虽有毒而能补五脏虚损，消项腮白驳风热，烧骨熏蚊虱则灭。石龙子与蜥蜴、堰蜓、蝾螈、守宫五种相近。

乌贼骨是海螵蛸，退翳杀虫治崩攻痢；鲮鲤鳞为穿山甲，堪医疮癣鬼魅遭锄。

海螵蛸味咸，微温，无毒。疗阴疮，治耳聋。其血似墨，能吸波噀墨以溷水，所以自卫。有八足聚生口旁，浮泛于水面，鸟见谓其必死，欲啄之，则聚足抱鸟，拖入水中食之，故名乌贼鱼。穿山甲性凉，有毒。主邪惊，治痹。

劳热骨蒸尊鳖甲，脱肛狐臭尚蜘蛛。

鳖甲味咸平，无毒。处处有之。治崩疗疟，主癥瘕痃癖。不可与鸡子同食，合苋菜食则伤人。蜘蛛性冷，无毒。处处有之。然多种，身有毛刺及五色并薄小者，并不可用。主瘰疬恶疮蛀牙，兼治口斜喝僻喜忘者，七月七日取网着衣领中，勿令人知。

蝉蜕消风，断小儿夜哭之品；猬皮主痔，提肠风下血之徒。

蝉蜕味咸甘寒，无毒。亦治妇人产难，小儿惊痫。猬皮味苦甘，无毒。治疝气阴蚀疮。

鲤鱼宽胎胀，骨止赤白之崩，胆抹青盲赤目；蟹主热结胸，黄能化漆为水，壳烧集鼠招鼬。

鲤鱼味苦甘寒，无毒。止渴消肿，腹有癥瘕之人不可食。蟹味咸寒，有毒。爪能破血堕胎。

鲫治肠风下血，宜作鲙又宜作羹，治痢无分赤白；蛙能补损祛劳，一种水鸡为美馔，专补产妇之虚。

鲫味甘温，无毒。烧灰治诸疮，补胃和中。蛙味甘寒，无毒。杀疰邪，治腹胀极效。

蜈蚣开小儿口噤，堕孕妇之胎，制诸蛇毒；土狗催产难之生，出肉中之刺，退肿须臾。

蜈蚣味辛温，有毒。用当炒熟，主杀三虫，生则令人吐泻。不堪入汤药。土狗即蝼蛄，味咸寒，无毒。处处有之。下肿，利大小便，解毒溃痈。

石决明泻肝，黑障青盲终可决；桑螵蛸补肾，泄精遗溺竟无虞。

石决明味咸平凉，无毒。除肝经风热。桑螵蛸味咸甘平，无毒。即螳螂子也。用炒黄色，不然令人泄泻。

原蚕蛾主泄精，好强阴道；白僵蚕治诸风，口噤难呼。

蚕蛾雄者有小毒，炒去翅足。补肾，疗血，风痹瘾疹用蚕砂。僵蚕炒去丝嘴，味咸平辛，无毒。疗惊痫崩漏病，又除口噤及喉风。

白花蛇主诸风湿痹拘挛兼疗疥癞，五灵脂行经闭昏迷产妇早来沾。

白花蛇味甘温咸，有毒。主诸风，㖞斜口眼，并大风疮，与乌梢蛇同功。五灵脂即寒号虫粪也，治肠风并冷气，炒熟治崩中。

着意要行斯道，潜心细下工夫。

果品部

且如果品数端，亦分优劣。

以果品言之，如柿有数种，红者只可生啖，乌者可焙干入药，用其蒂功力且优，白者力薄而功亦劣。

入药当知刑反忌宜，性情要辨苦甘冷热。

大枣与生葱相刑，不宜合食。乌梅与黄精相反，岂可同餐！如桃、杏有双仁者，毒能杀人。安石榴味酸者，方可入药，苦甘者不宜多食，主损齿伤肺。又如橘味辛温，柚味苦冷，枣味甘热，柿味甘寒之类。

橘皮则理气宽中，消痰止咳，更可止呕定吐；大枣则养脾扶胃，助药成功，又能补气调脉。

陈皮味辛温，无毒。主温脾，青者破积聚。大枣味甘平温，无毒。

鸡豆肉名为芡实，轻身长志，好止腰疼；覆盆子即是蓬虆，益气强阴，养精最烈。

芡实味甘平，无毒。补中治痹，煎和金樱子最益人。覆盆子味酸平咸，无毒。处处有之。补中益肾，调和脏腑，治风虚损。

柿干止痢涩肠，生宜解酒渴，止哕须教用蒂良；梨实除烦引饮，浆可吐风痰，乳妇金疮如仇贼。

柿干味甘寒，无毒。最润喉，通耳鼻。梨实味甘，微酸，温，无毒。可止嗽。不宜多食，成冷痢，乳妇金疮尤不可食。

橄榄止渴生津，口唇干燥研敷核中仁；石榴舒筋止痢，去腹中虫根皮煎汁啜。

橄榄味酸甘温，无毒。消酒毒。安石榴味甘酸，无毒。壳入药，治筋挛脚痛，攻痢良。

藕实止痢补心垣，节除呕衄，叶堪止渴安胎；桃仁通经破瘀结，仍辍腰疼，花主下痢脓血。

藕实味甘平寒，无毒。处处有之。桃仁去皮尖，味苦甘平，无毒。其花通利大小便。

杏仁不用双仁，通肠润肺，治咳清音；乌梅即是梅实，止渴化痰，痢中莫缺。

杏仁去皮尖及双仁者，味酸甘，无毒。治惊痫腹痹及产乳金疮。乌梅味酸平，无毒。下气调中，止渴。治骨蒸劳热，咳嗽痰涎。

宣木瓜治霍乱转筋，调理脚气，湿痹伸舒；枇杷叶能止呕和胃，专扫肺气，功全口渴。

木瓜味酸温，无毒。消肿，强筋骨，止渴并脚气攻心。枇杷叶用布拭去毛炙用，味苦平，无毒。主肺风。

胡桃肉肥肌润肉，扑伤和酒捣来尝；草果仁益气温中，好伴常山攻疟发。

胡桃肉味甘平，无毒。去痔疮，消瘰疬。草果仁味辛温，无毒。温脾胃，消宿食，解酒毒，攻冷气。

若能熟此作筌蹄，可洗下工之陋拙。

米谷部

精明米谷豆麦粟麻，虽民生之日用，充药料于医家。

谷入脾，豆入肾，麦入肝，粟入肺，麻入心。

粳米温中和胃，秫米能解漆疮，止渴除烦须陈仓米；黄豆杀鬼辟邪，黑豆乃堪入药，若问黄卷便是豆芽。

米味甘温，无毒。粳即常时所食之米。秫即造酒之糯米，其种数甚多，不可尽述，主除烦断痢。豆惟黑者入药，宜炒熟用，味甘平，无毒。其他俱不堪用。

祛胃热养肾虚，通利小肠米粟；可长生填精髓，巨胜子即胡麻。

粟味咸微寒，无毒。治消中。巨胜子久服之，可长生不老，利大小肠，坚筋快产。主心惊，味甘平，无毒。处处有之，即黑麻子。

赤小豆消水肿虚浮，研涂痈疽消热毒；白扁豆治筋转霍乱，叶敷蛇虫咬最佳。

赤小豆炒过用，味甘平酸，无毒。治消渴，攻脚气。白扁豆味甘微寒，无毒。消暑解毒，下气和中。

小麦止汗养肝，堪除燥热；大麦生肌消渴，长胃荣华。

大小麦味甘微寒，无毒。

麦蘗入汤药真个温中，可知消食；麦麸若调醋敷扑损处，愈后无瑕。

麦蘗即麦芽也。麸，皮也。

去丹风，解一切之毒，霍乱吐翻，取粉于绿豆；除浮肿，吐一切痰涎，开胸膈病，摘蒂于甜瓜。

绿豆味甘寒，无毒。除热气，主头疼目暗。甜瓜味苦寒，有毒。处处有之，蒂入药。瓜有赤、白二种，入药当用赤者。

言之有准，用之无差。

蔬菜部

既以言之五谷，又当取用蔬菜。

葱主头疼堪发散，通大小肠，白可安胎止痛；韭专补肾益元阳，温中下气，子收梦泄遗精。

葱味辛温，无毒。韭味辛温，微酸，无毒。葱韭皆不可多食，昏人精神，又不可与蜜同食。

捣汁止头疼，喘嗽风痰莱菔子；酒煎喷痘体，自然红润说胡荽。

莱菔即萝卜也，味辛甘，无毒。根脑及嫩叶俱可食，煮熟消食和中，下气去痰癖，肥健人。胡荽味辛温，无毒。消谷，通心窍，补五脏不足，利大小便，辟邪秽。

白冬瓜去躁烦止渴，白芥子宽胸膈痰拘。

冬瓜味甘温寒，无毒。治淋，利小便，解热散痈，除小肠热，醒脾。用子中仁尤良。白芥子味辛温，无毒。青、白、紫数种，惟芥子稍大色白者入药。除冷气，攻反胃，治上气。

妇人产难好催生，滑脏利泄冬葵子；霍乱转筋心腹痛，减烦却暑羡香薷。

冬葵子味甘寒，有毒。处处有之，其子是秋种覆养经冬，至春作子，故谓之冬葵子。除寒热，治疳用根。香薷味辛微寒，无毒。下气除烦热，消肿止渴。

发病生虫又败阳，便是芸薹菜；生疮长瘤精神损，少吃水茄儿。

芸薹菜味辛温，有毒。不宜多食，败损阳气，生腹中长虫。主破癥瘕，通血除丹毒，消乳痈。茄子有紫、白二种，味甘寒，性冷不宜多食。茄根煎汤洗冻疮，蒂烧灰治肠风。

妇人恶血能令下，湿痹筋挛取豆芽黄卷；疮疥伤寒最得宜，血风血晕用荆芥假苏。

大豆黄卷，以黑豆大者为芽蘖，生便晒干，名黄卷，入药用。味甘平，无毒。假苏即荆芥，味辛温，无毒。下气除劳，兼治头痛。

马齿苋散血敷疮敷火丹，杀虫磨翳；草蘩蒌发背疮疡丹风起，烂捣堪涂。

马齿苋处处有之，味酸寒，无毒。止渴，攻血痢，磨眼翳，利便难。草蘩蒌味酸平，无毒。名鸡肠菜。

消痰定喘宽膨，当求苏叶；风气头疼发散，切要薄荷。

紫苏味辛温，无毒。叶紫色而气香者佳。消痰下气开胃用叶，风气头疼发散用茎，宽喘急治咳嗽用子。薄荷味辛苦温，无毒。发汗消食，宽胀，除霍乱伤寒，可发散。

饴糖敛汗建中，补虚羸不小；神曲养脾进食，使胃气有余。

饴糖味甘微温，无毒。以糯米煮粥，候冷入麦芽澄清，再熬成饴糖，以净器盛贮，夏天沉于井中，免令酸。诸米可作饴，惟糯米者入药，止渴，消痰治嗽。神曲味甘，消食下气。

调理产人，去瘀生新犹用醋；通行血脉，助添药势酒同途。

醋一名苦酒。治痈除癥，消疽退肿。酒味苦甘辛，大热，有毒。辟恶除邪，破癥结。

香豉本食中之物，医伤寒切不可无。

淡豆豉味苦寒。无毒。治头痛发汗，止痢解热，以酒浸烂，患脚敷之良。

不揣愚衷而作赋，是为药性之斤铢。

揣，量度也。

汤头歌诀

清·汪昂

叙

　　古人治病，药有君臣，方有奇偶，剂有大小，此汤头所由来也。仲景为方书之祖，其《伤寒论》中既曰太阳证、少阳证、太阴证、少阴证矣，而又曰麻黄证、桂枝证、柴胡证、承气证等。不以病名病，而以药名病。明乎因病施药，以药合证，而后用之，岂苟然而已哉！今人不辨证候，不用汤头，率意任情，治无成法。是犹制器而废准绳，行阵而弃行列，欲以已病却疾，不亦难乎？盖古人制方，佐使君臣，配合恰当；从治正治，意义深长。如金科玉律，以为后人楷则。惟在善用者，神而明之，变而通之，如淮阴背水之阵，诸将疑其不合兵法。而不知其正在兵法之中也。旧本有汤头歌诀，辞多鄙率，义弗赅明，难称善本。不揣愚瞽，重为编辑，并以所主病证括入歌中，间及古人用药制方之意。某病某汤，门分义悉；理法兼备，体用具全；千古心传，端在于此。实医门之正宗，活人之彀率也。然古方甚多，难以尽录。量取便用者，得歌二百首。正方、附方共三百有奇。盖易则易知，简则易从。以此提纲挈领，苟能触类旁通，可应无穷之变也。是在善读者加之意耳。

　　　　　　　　　康熙甲戌夏月休宁八十老人汪昂题

凡　例

一、本集诸歌，悉按沈约诗韵。其中平仄不能尽叶者，以限于汤名、药名，不可改易也。

二、古歌四句，仅载一方，尚欠详顺。本集歌不限方，方不限句；药味药引，俱令周明；病证治法，略为兼括。或一方而连汇多方，方多而歌省，并示古人用药触类旁通之妙，间及加减之法，便人取裁。

三、《医学入门》载歌三百首，东垣歌二百六十八首，皆不分门类。每用一方，搜寻殆遍。本集歌止二百首，而方三百有奇。分为二十门。某病某汤，举目易了。方后稍为训释。推明古人制方本义，使用药者有所依据，服药者得以参稽，庶觉省便。

四、歌后注释，所以畅歌词之未备，颇经锤炼。读者倘不鄙夷，亦可诵习也。

五、拙著《医方集解》，网罗前贤方论，卷帙稍繁，不便携带。故特束为歌诀，附于本草之末，使行旅可以轻赍，缓急得以应用也。

六、是书篇章虽约，苟熟读之，可应无穷之变，远胜前人盈尺之书数部。有识之士，当不以愚言为狂僭也。

休宁讱庵汪昂漫识

目　录

补益之剂 十首、附方七

四君子汤《局方》**中和义，参术茯苓甘草比。**人参、白术、茯苓各二钱，甘草一钱。气味中和，故名君子。**益以夏陈**半夏、陈皮**名六君子汤，祛痰补气阳虚饵。**二陈除痰，四君补气，脾弱阳虚宜之。**除却半夏名异功**散，钱氏。**或加香砂胃寒使。**加木香、砂仁，行气温中，名香砂六君子汤。

升阳益胃汤，东垣**参术芪，黄连半夏草陈皮。苓泻防风羌独活，柴胡白芍枣姜随。**黄芪二两，人参、半夏、炙甘草各一钱，羌活、独活、防风、白芍（炒）各五钱，陈皮四钱，白术、茯苓、泽泻、柴胡各三钱，黄连二钱。每服三钱，加姜枣煎。六君子助阳，补脾除痰；重用黄芪，补气固胃；柴胡、羌、独，除湿升阳；泽泻、茯苓，泻热降浊。加芍药和血敛阴，少佐黄连以退阴火。按：东垣治疗首重脾胃，而益胃又以升阳为先，故每用补中、上升下渗之药。此方补中有散，发中有收，脾胃诸方多从此仿也。

黄芪鳖甲散，罗谦甫**地骨皮，艽菀参苓柴半知。地黄芍药天冬桂，甘桔桑皮劳热宜。**治虚劳骨蒸，晡热咳嗽，食少盗汗：黄芪、鳖甲、天冬各五钱，地骨、秦艽、茯苓、柴胡各三钱，紫菀、半夏、知母、生地、白芍、桑皮、炙草各二钱半，人参、肉桂、桔梗各钱半。每服一两，加姜煎。鳖甲、天冬、知、芍，补水养阴；参、芪、桂、苓、甘草，固土助阳；桑、桔泻肺热，菀、夏理痰嗽；艽、柴、地骨退热升阳。为表里气血交补之剂。

秦艽鳖甲散，罗谦甫**治风劳，地骨柴胡及青蒿。当归知母乌梅合，止嗽除蒸敛汗高。**鳖甲、地骨皮、柴胡各一两，青蒿五钱，秦艽、当归、知母各五钱，乌梅五钱。治略同前，汗多倍黄芪。此方加青蒿、乌梅，皆敛汗退蒸之义。

秦艽扶羸汤，《直指》**鳖甲柴，地骨当归紫菀偕。半夏人参兼炙草，肺劳蒸嗽服之谐。**治肺痿骨蒸，劳嗽声嘎，自汗体倦。柴胡二钱，秦艽、鳖甲、地骨、当归、人参各钱半，紫菀、半夏、甘草（炙）各一钱，加姜、枣煎。按：黄芪鳖甲散盖本此方，除当归加余药，透肌解热，柴胡、秦艽、干葛为要剂，故骨蒸方中多用之。此方虽表里交治，而以柴胡为君。

紫菀汤海藏**中知母贝，参苓五味阿胶偶。再加甘桔治肺伤，咳血吐痰劳热久。**治肺伤气极，劳热咳嗽，吐痰吐血，肺痿肺痈。紫菀、知母、贝母、阿胶各二钱，人参、茯苓、甘草、桔梗各五分，五味十二粒，一方加莲肉。以保肺止嗽为君，故用阿胶、五味；以清火化痰为臣，故用知母、贝母；佐以参、苓、甘草，扶土以生金；使以桔梗，上浮而利膈。气极，六极之一。

百合固金汤，赵蕺庵**二地黄，玄参贝母桔甘藏。麦冬芍药当归配，喘咳痰血肺家伤。**生地二钱，熟地三钱，麦冬钱半，贝母、百合、当归、白芍、甘草各一钱，玄参、桔梗各八分，火旺则金伤，故以玄参、二地助肾滋水；麦冬、百合保肺安神，芍药、当归平肝养血，甘、桔、贝母清金化痰，皆以甘草培本，不欲以苦寒伤生发之气也。

补肺阿胶散，钱氏**马兜铃，鼠粘甘草杏糯停。肺虚火盛人当服，顺气生津嗽哽宁。**阿胶两半，马兜铃（焙）、鼠粘子（炒）、甘草（炙）、糯米各一两，杏仁七钱。牛蒡利膈滑痰，杏仁降润气嗽。李时珍曰：马兜铃非取补肺，取其清热降气，肺自安也。其中阿胶、糯米，乃补肺之正药。

小建中汤仲景**芍药多，**即桂枝加芍药汤再加饴糖，名建中。**桂姜甘草大枣和。更加饴糖补中脏，虚劳腹冷服之瘥。**芍药六两，桂枝、生姜各三两，甘草一两，枣十二枚，饴糖一升。**增入黄芪名亦尔，**再加黄芪两半，名黄芪建中汤（《金匮》）。若除饴糖，则名黄芪五物汤，不名建中矣。今人用建中者，绝不用饴糖，何哉？**表虚身痛效无过。又有建中十四味，阴斑劳损起沉疴。**亦有阴证发斑者，淡红隐隐，散见肌表，比寒伏于下，逼其无根之火熏肺而然，若服寒药立毙。**十全大补加附子，麦夏苁蓉仔细哦。**即十全大补汤加附子、麦冬、半夏、肉苁蓉，名十四味建中汤。十四味除茯苓、白术、麦冬、川芎、熟地、肉苁蓉，名八味大建中汤，治同。

益气聪明汤东垣**蔓荆，升葛参芪黄柏并。并加芍药炙甘草，耳聋目障服之清。**参、芪各五钱，蔓荆子、葛根各三钱，黄柏、白芍各二钱，升麻钱半，炙草一钱，每服四钱。人之中气不足，清阳不升，则耳目不聪明。蔓荆、升、葛，升其清气；参、芪、甘草，补其中气，而以芍药平肝木，黄柏滋肾水也。

发表之剂 十四首、附方八

麻黄汤 仲景 **中用桂枝，杏仁甘草四般施。发热恶寒头项痛，伤寒服此汗淋漓。** 麻黄（去节）三两，桂枝二两，杏仁七十枚（去皮尖），甘草（炙）一两。伤寒太阳表证无汗，用此发之。麻黄善发汗，恐其力猛，故以桂枝监之，甘草和之，不令大发也。按：桂、麻二汤虽治太阳证，而先正每云皆肺药，以伤寒必自皮毛入，而桂、麻又入肺经也。

桂枝汤 仲景 **治太阳中风，芍药甘草姜枣同。** 桂枝、芍药、生姜各三钱，炙草三两，大枣十二枚。治太阳中风有汗，用此解肌，以和营卫，中犹伤也。仲景《伤寒论》通用。**桂麻相合名各半汤，太阳如疟此为功。** 热多寒少，如疟状者，宜之。

大青龙汤 仲景 **桂麻黄，杏草石膏姜枣藏。** 麻黄六两，桂枝、炙草各三两，杏仁四十枚，石膏鸡子大，生姜三两，大枣十二枚。**太阳无汗兼烦躁，** 烦为阳、为风，躁为阴、为寒。必太阳证烦躁者，方可用之。以杏、草佐麻黄发表，以姜、枣佐桂枝解肌，膏质重泻火，气轻亦达肌表。义取青龙者，龙兴而云升雨降，郁热赖除，烦躁乃解也。若少阴烦躁，而误服此则逆。**风寒两解此为良。** 麻黄汤治寒，桂枝汤治风，大青龙兼风寒而两解之。陶节庵曰：此汤险峻，今人罕用。

小青龙汤 仲景 **治水气，喘咳呕哕渴利慰。** 太阳表证未解，心下有水气者用之。或喘或咳，或呕或哕，或渴或利，或短气或小便秘，皆水气内积所致。**姜桂麻黄芍药甘，细辛半夏兼五味。** 干姜、麻黄、桂枝、芍药（酒炒）、炙草、细辛各二两，半夏、五味子各半升。桂枝解表，使水从汗泄；芍药敛肺，以收喘咳；姜、夏、细辛润肾行水，止渴呕，亦表里分消之意。

葛根汤 仲景 **内麻黄襄，二味加入桂枝汤。** 桂枝、芍药、炙草各二两，姜三两，枣十二枚，此桂枝汤也，加葛根四两，麻黄三两。**轻可去实因无汗，** 中风表实，故汗不得出。《十剂》曰：轻可去实，葛根、麻黄之属是也。**有汗加葛无麻黄。** 名桂枝加葛根汤，仲景治太阳有汗恶风。

升麻葛根汤钱氏钱乙，再加芍药甘草是。升麻三钱，葛根、芍药各二钱，炙草一钱。轻可去实，辛能达表，故用升药发散阳明表邪。阳邪盛则阴气虚，故加芍药敛阴和血。升麻、甘草升阳解毒，故亦治时疫。**阳明发热与头疼，无汗恶寒均堪倚**。及目痛鼻干、不得卧等症。**亦治时疫与阳斑，痘疹已出慎勿使**。恐升散重虚其表也。

九味羌活汤，张元素**用防风，细辛苍芷与川芎。黄芩生地同甘草，三阳解表益姜葱**。羌活、防风、苍术各钱半，白芷、川芎、生地、甘草各一钱，细辛五分，加生姜、葱白煎。**阳虚气弱人禁用，加减临时在变通**。洁古制此汤，以代麻黄、桂枝、青龙、各半等汤。用羌、防、苍、细、芎、芷，各走一经，祛风散寒，为诸路之应兵。加黄芩泄气中之热，生地泄血中之热，甘草以调和诸药。然黄芩、生地，寒滞未可概施，用时宜审。

十神汤《局方》**里葛升麻，陈草芎苏白芷加。麻黄赤芍兼香附，时行瘟疫感冒效堪夸**。葛根、升麻、陈皮、甘草、川芎、白芷、紫苏、麻黄、赤芍、香附等分，加姜、葱煎，治风寒两感，头痛发热，无汗恶寒，咳嗽鼻塞。芎、麻、升、葛、苏、芷、香附，辛香利气，发表散寒。加芍药者，敛阴气于发汗之中；加甘草者，和阳气于疏利之队也。吴绶曰：此方用升麻、葛根，能解阳明瘟疫时气。若太阳伤寒发热，用之则引邪入阳明，传变发斑矣，慎之！

神术散《局方》**用甘草苍，细辛藁本芎芷羌**。苍术二两，炙草、细辛、藁本、白芷、川芎、羌活各一两，每服四钱，生姜、葱白煎。**各走一经祛风湿**，太阴苍术，少阴细辛，厥阴、少阴川芎，太阳羌活、藁本，阳明白芷。此方与九味羌活汤意同，加藁本，除黄芩、生地、防风，较羌活汤更稳。**风寒泄泻总堪尝**。太无神术散，太无，丹溪之师**即平胃散，加入菖蒲与藿香**。陈皮为君二钱，苍术、厚朴各一钱，炙草、菖蒲、藿香各钱半，治岚瘴瘟疟时气。**海藏神术散苍防草，太阳无汗代麻黄**。苍术、防风各二两，炙草一两，用代仲景麻黄汤，治太阳伤寒无汗。**若以白术易苍术，太阳有汗此汤良**。名白术汤，用代桂枝汤，治太阳伤风有汗。二术主治略同，特有止汗、发汗之异。

麻黄附子细辛汤仲景，**发表温经两法彰**。麻黄、细辛各二两，附子一枚（炮）。麻黄发太阳之汗，附子温少阴之经，细辛为肾经表药，联属其间。**若非表里相兼治，少阴反热曷能康。**少阴证，脉沉属里，当无热，今反发热，为太阳表证未除。

　　人参败毒散，《活人》。毒即热湿也**茯苓草，枳桔柴前羌独芎。薄荷少许姜三片，时行感冒有奇功。**人参、茯苓、枳壳、桔梗、柴胡、羌活、独活、川芎各一两，甘草五钱，每服二两，加薄荷、生姜煎。羌活理太阳游风，独活理少阴伏风，兼能去湿除痛，川芎、柴胡和血升清，枳壳、前胡行痰降气，甘、桔、参、茯清肺强胃，辅正匡邪也。喻嘉言曰：暑湿热三气门中，推此方为第一。俗医减却人参，曾与他方有别耶？**去参名为败毒散，加入消风**散，见风门**治亦同。**合消风散名消风败毒散。

　　再造散节庵**用参芪甘，桂附羌防芎芍参。细辛加枣煨姜煎，阳虚无汗法当谙。**人参、黄芪、甘草、川芎、白芍（酒炒）、羌活、防风、桂枝、附子（炮）、细辛、煨姜、大枣煎。以参、芪、甘、姜、桂、附大补其阳，助羌、防、芎、细散寒发表。加芍药者，于阳中敛阴，散中有收也。陶节庵曰：发热头痛，恶寒无汗，服汗剂汗不出者，为阳虚不能作汗，名无汗证。庸医不识，不论时令，遂以麻黄重剂劫取其汗，误人死者多矣。又曰：人第知参、芪能止汗，而不知其能发汗，以在表药队中，则助表药而解散也。

　　麻黄人参芍药汤东垣，**桂枝五味麦冬襄。归芪甘草汗兼补，虚人外感服之康。**麻黄、白芍、黄芪、当归、甘草（炙）各一钱，人参、麦冬各三分，桂枝五分，五味五粒。东垣治一人内蕴虚热，外感大寒而吐血，法仲景麻黄汤，加补剂制此方，一服而愈。原解曰：麻黄散外寒，桂枝补表虚，黄芪实表益卫，人参益气固表，麦冬、五味保肺气，甘草补脾，芍药安太阳，当归和血养血。

　　神白散《卫生家宝》**用白芷甘，姜葱淡豉与相参。**白芷一两，甘草五钱，淡豉五十粒，姜三片，葱白三寸，煎服取汗。**一切风寒皆可服，疏表祛邪效可推。**必须得汗，服乃有效。**肘后单煎葱白豉，**葱一握，豉一升，名葱豉汤。**用代麻黄汤功不惭。**伤寒初觉头痛身热，便宜服之，可代麻黄汤。

攻里之剂七首、附方四

大承气汤仲景**用芒硝，枳实大黄厚朴饶。**大黄四两（酒洗），芒硝三合，厚朴八两，枳实五枚。**救阴泻热功偏擅，急下阳明有数条。**大黄治大实，芒硝治大燥大坚，二味治无形血药；厚朴治大满，枳实治痞，二味治有形气药。热毒传入阳明胃腑，痞、满、燥、实、坚全见，杂证、三焦实热，并须以此下之。胃为水谷之海，土为万物之母。四旁有病，皆能传入胃腑，则不复传他经矣。陶节庵曰：伤寒热邪传里，须看热气浅深用药，大承气最紧，小承气次之，调胃又次之，大柴胡又次之。盖恐硝性燥急，故不轻用。

小承气汤仲景**朴实黄，**大黄四两，厚朴二两（姜炒），枳实三枚（麸炒）。**谵狂痞鞕**音硬**上焦强。**热在上焦则满，在中焦则鞕，胃有燥粪则谵语，不用芒硝者，恐伤下焦真阴也。**益以羌活名三化**汤，**中风闭实可消详。**用承气治二便，加羌活治风，中风体实者可偶用。然涉虚者多，不可轻投。

调胃承气汤，伸景**硝黄草，**大黄（酒浸）、芒硝各一两，甘草（炙）五钱。**甘缓微和将胃保。**用甘草甘以缓之，微和胃气，勿令大泄下。**不用朴实伤上焦，**不用厚朴、枳实，恐伤上焦氤氲①之气也。**中焦燥实服之好。**

木香槟榔丸，张子和**青陈皮，枳壳柏连棱术随。大黄黑丑兼香附，芒硝水丸量服之。一切实积能推荡，泻痢食疟用咸宜。**木香、槟榔、青皮（醋炒）、陈皮、枳壳（炒）、黄柏（酒炒）、黄连、吴茱萸（炒）、三棱、莪术（并醋煮）各五钱，大黄（酒浸）一两，香附、牵牛各二两，芒硝，水丸，量虚实服。木香、香附、青、陈、枳壳利气宽畅，黑牵牛、槟榔下气尤速，气行则无痞满舌重之患矣。连、柏燥湿清热，棱、莪行气破血，硝、黄去血中伏热，并为推坚峻品。湿热积滞去，则二便调而三焦通泰②矣。盖宿垢不净，清阳终不得

---

① 氤氲（yīn yūn）：音因晕；烟云弥漫。此即轻清、顺畅的意思。

② 通泰：通畅、调和。

升，亦通因通用之意也。

枳实导滞丸，东垣**首大黄，芩连曲术茯苓襄。泽泻蒸饼糊丸服，湿热积滞力能攘。**大黄一两，枳实（麸炒）、黄芩（酒炒）、黄连（酒炒）、神曲（炒）各五钱，白术（土炒）、茯苓三钱，泽泻二钱，蒸饼糊丸，量虚实服之。大黄、枳实荡热去积，芩、连佐之以清热，苓、泻佐之以利湿，神曲佐之以消食。又恐苦寒力峻，故加白术补土固中。**若还后重兼气滞，木香导滞**丸**加槟榔。**

温脾汤，《千金》**参附与干姜，甘草当归硝大黄。寒热并行治寒积，脐腹绞结痛非常。**人参、附子、甘草、芒硝各一两，大黄五两，当归、干姜各三两，煎服，日三。本方除当归、芒硝，亦名温脾汤，治久痢赤白、脾胃冷、实不消。硝、黄以荡其积，姜、附以祛其寒，参、草、当归以保其血气。按：古人方中，多有硝、黄、柏、连与姜、茱、桂、附寒热并用者，亦有参、术、硝、黄补泻并用者，亦有大黄、麻黄汗下兼行者，令人罕识其旨。姑录此方，以见治疗之妙不一端也。

蜜煎导法通大便，仲景用蜜熬如饴，捻作挺子，掺皂角末，乘热纳谷道中，或掺盐。**或将猪胆汁灌肛中。**用猪胆汁醋和，以竹管插肛门中，将汁灌入，顷当大便，名猪胆汁导法，仲景。**不欲苦寒伤胃腑，阳明无热勿轻攻。**胃腑无热而便秘者，为汗多津液不足，不宜用承气妄攻。此仲景心法，后人罕识，故录三方于攻下之末。

涌吐之剂 二首、附方六

汗、吐、下、和，乃治疗之四法。经曰：在上者涌之，其高者因而越之。故古人治病，用吐法者最多。朱丹溪曰：吐中就有发散之义。张子和曰：诸汗法古方多有之，惟以吐发汗者，世罕知之。令人医疗，惟用汗、下、和，而吐法绝置不用，可见时师之缺略。特补涌吐一门，方药虽简，而法不可废也。若丹溪用四物、四君引吐，又治小便不通，亦用吐法，是又在用者之圆神矣。

瓜蒂散仲景**中赤小豆**，甜瓜蒂炒黄与赤小豆为末，热水或齑水调，量虚实服之。**或入藜芦郁金凑**。张子和去赤豆加藜芦、防风，一方去赤豆加郁金、韭汁，俱名三圣散。鹅翎探吐，并治风痰。**此吐实热与风痰**，瓜蒂吐实热，藜芦吐风痰。**虚者参芦散一味勺**。虚人痰壅不得服瓜蒂者，以参芦代之，或加竹沥。**若吐虚烦栀豉汤**，仲景，栀子十四枚，豉四合，治伤寒后虚烦。**剧痰乌附尖方透**。丹溪治许白云，用瓜蒂、栀子、苦参、藜芦，屡吐不透，后以浆水和乌附尖服，始得大吐。**古人尚有烧盐方，一切积滞功能奏**。烧盐热汤调服，以指探吐，治霍乱、宿食、冷痛等症。《千金》曰：凡病宜吐，大胜用药。

稀涎散，严用和**皂角白矾斑**，皂角四挺（去皮弦，炙）白矾一两，为末，每服五分。白矾酸苦涌泄，能软顽痰；皂角辛咸通窍，专制风木。此专门之兵也，初中风时宜用之。**或益藜芦微吐间**。风中痰升人眩仆，当先服此通其关。令微吐稀涎，续进他药。**通关散用细辛皂**角，为末，**吹鼻得嚏保生还**。卒中者用此吹鼻，有嚏者可治，无嚏者为肺气已绝。

和解之剂 九首、附方五

小柴胡汤仲景**和解供，半夏人参甘草从。更用黄芩加姜枣，少阳百病此为宗。**柴胡八两，半夏半升，人参、甘草、黄芩、生姜各三两，大枣十二枚。治一切往来寒热，胸满胁痛，心烦喜呕，口苦耳聋，咳渴悸利，半表半里之证。属少阳经者，但见一症即是，不必悉具。胆腑清净，无出无入，经在半表半里，法宜和解。柴胡升阳达表，黄芩退热和阴，半夏祛痰散逆，参、草辅正补中，使邪不得复传入里也。

四逆散仲景**里用柴胡，芍药枳实甘草须。**柴胡、芍药（炒）、枳实（麸炒）、甘草（炙）等分。**此是阳邪成厥逆，**阳邪入里，四肢逆而不温。**敛阴泄热平剂扶。**芍药敛阴，枳实泄热，甘草和逆，柴胡散邪，用平剂以和解之。

黄连汤仲景**内用干姜，半夏人参甘草藏。更用桂枝兼大枣，寒热平调呕痛忘。**黄连（炒）、干姜（炮）、甘草、桂枝各三两，人参二两，半夏半升，大枣十二枚。治胸中有热而欲呕，胃中有寒而作痛。或丹田有热，胸中有寒者，仲景亦用此汤。按：此汤与小柴胡汤同意，以桂枝易柴胡，黄连易黄芩，以干姜易生姜，余药同，皆是和解之意。但小柴胡汤属少阳药，此汤属太阳、阳明药也。

黄芩汤仲景**用甘芍并，二阳合利加枣烹。**治太阳、少阳合病，下利。黄芩三两，芍药、甘草各二两，枣十二枚。阳邪入里，故以黄芩彻其热，甘草、大枣和其太阴。**此方遂为治痢祖，后人加味或更名。**利，泻泄也；痢，滞下也。仲景本治伤寒下利，《机要》用此治痢，更名黄芩芍药汤；洁古治痢加木香、槟榔、大黄、黄连、当归、官桂，名芍药汤。**再加生姜与半夏，**名黄芩加生姜半夏汤，仲景。**前症兼呕此能平。**单用芍药与甘草炙，等分，名芍药甘草汤，仲景。**散逆止痛能和营。**虞天民曰：白芍不惟治血虚，兼能行气。腹痛者，营气不和，逆于肉里，以白芍行营气，以甘草和逆气，故治之也。

逍遥散《局方》**用当归芍，柴苓术草加姜薄。**柴胡、当归（酒拌）、白芍（酒炒）、白术（土炒）、茯苓各一钱，甘草（炙）五分，加煨姜、薄荷煎。**散郁除蒸功最奇，**肝虚则血病，归、芍养血平肝；

木盛则土衰，术、草和中补土，柴胡升阳散热，茯苓利湿宁心，生姜暖胃祛痰，薄荷消风理血。《医贯》曰：方中柴胡、薄荷二味最妙，盖木喜风摇，寒即摧萎，温即发生。木郁则火郁，火郁则土郁，土郁则金郁，金郁则水郁。五行相生，自然之理也。余以一方治木郁，而诸郁皆解，逍遥散是也。**调经八味丹栀着**。加丹皮、栀子名八味逍遥散，治肝伤血少。

藿香正气散，《局方》**大腹苏，甘桔陈苓术朴俱。夏曲白芷加姜枣，感伤外感内伤岚瘴并能驱。**藿香、大腹皮、紫苏、茯苓、白芷各三两，陈皮、白术（土炒）、厚朴（姜汁炒）、半夏曲、桔梗各二两，甘草一两，每服五钱，加姜、枣煎。藿香理气和中，辟恶止呕；苏、芷、桔梗散寒利膈，以散表邪；腹、朴消满，陈、夏除痰，以疏里滞；苓、术、甘草益脾去湿，以辅正气。正气通畅，则邪逆自除矣。

六和汤，《局方》**藿朴杏砂呈，半夏木瓜赤茯苓。术参扁豆同甘草，姜枣煎之六气平。**藿香、厚朴、砂仁、半夏、木瓜、赤茯苓、白术、人参、扁豆、甘草，加姜、枣煎，能御风、寒、暑、湿、燥、火六气，故名曰六和。藿、朴、杏、砂理气化食，参、术、陈、夏补正匡脾，豆、瓜祛暑，赤苓行水。大抵以理气健脾为主，脾胃既强，则诸邪不能干矣。**或益香薷或苏叶，伤寒伤暑用须明。**伤寒加苏叶，伤暑加香薷。

清脾饮严用和**用青朴柴，芩夏甘苓白术偕。更加草果姜煎服，热多阳疟此方佳。**青皮、厚朴（醋炒）、柴胡、黄芩、半夏（姜制）、甘草（炙）、茯苓、白术（土炒）、草果（煨），加姜煎。疟不止，加酒炒常山一钱，乌梅二个；大渴，加麦冬、知母。疟疾，一名脾寒，盖因脾胃受伤者居多。此方乃加减小柴胡汤从温脾诸方而一变也。青、柴平肝破滞，朴、夏平胃祛痰，芩、苓清热利湿，术、草补脾调中，草果散太阴积寒，除痰截疟。

痛泻要方刘草窗**陈皮芍，防风白术煎丸酌。**白术（土炒）三两，白芍（酒炒）四两，陈皮（炒）半两，防风一两，或煎或丸，久泻加升麻。**补土泻木理肝脾，**陈皮理气补脾，防、芍泻木益土。**若作食伤医便错。**吴鹤皋曰：伤食腹痛，得泻便减，令泻而痛不减，故责之土败木贼①也。

---

①　土败木贼：脾属土，肝属木。因脾气虚弱，肝郁化火，肝火乘虚克伐脾土，故泻而痛不减。

表里之剂 八首、附方五

　　大柴胡汤仲景**用大黄，枳实芩夏白芍将。煎加姜枣表兼里，妙法内攻并外攘。**柴胡八两，大黄二两，枳实四枚，半夏半升，黄芩、芍药各三两，生姜五两，大枣十二枚。治阳邪入里，表证未除，里证又急者。柴胡解表，大黄、枳实攻里，黄芩清热，芍药敛阴，半夏和胃止呕，姜、枣调和营卫。按：本方、次方治少阳阳明，后方治太阴阳明，为不同。**柴胡加芒硝义亦尔，**小柴胡汤加芒硝六两，仲景。**仍有桂枝加大黄汤。**仲景桂枝汤内加大黄一两，芍药三两，治太阳误下，转属太阴，大实痛者。

　　防风通圣散，河间**大黄硝，荆芥麻黄栀芍翘。甘桔芎归膏滑石，薄荷芩术力偏饶。表里交攻阳热盛，外科疡毒总能消。**大黄（酒蒸）、芒硝、防风、荆芥、麻黄、黑栀、白芍（炒）、连翘、川芎、当归、薄荷、白术各五钱，桔梗、黄芩、石膏各一两，甘草二两，滑石三两，加姜、葱煎。荆、防、麻黄、薄荷发汗而散热搜风，栀子、滑石、硝、黄利便而降火行水，芩、桔、石膏清肺泻胃，川芎、归、芍养血补肝，连翘散气聚血凝，甘、术能补中燥湿，故能汗不伤表，下不伤里也。

　　五积散《局方》**治五般积，**寒积、食积、气积、血积、痰积。**麻黄苍芷芍归芎。枳桔桂姜甘茯朴，陈皮半夏加姜葱。**当归、川芎、白芍、茯苓、桔梗各八分，苍术、白芷、厚朴、陈皮各六分，枳壳七分，麻黄、半夏各四分，肉桂、干姜、甘草各三分，重表者用桂枝。桂、麻解表散寒，甘、芍和里止痛，苍、朴平胃，陈、夏行痰，芎、归养血，茯苓利水，姜、芷祛寒湿，枳、桔利膈肠。一方统治多病，唯善用者，变而通之。**除桂枳陈余略炒，**三味生用，余药微炒，名熟料五积散。**熟料尤增温散功。温中解表祛寒湿，散痞调经用各充。**陶节庵曰：凡阴证伤寒，脉浮沉无力，均当服之，亦可加附子。

　　三黄石膏汤**芩柏连，栀子麻黄豆豉全。姜枣细茶兼热服，**寒因热用。**表里三焦热盛宣。**石膏两半，黄芩、黄连、黄柏各七钱，栀子三十个，麻黄、淡豉各二合，每服一两，姜三片、枣二枚、茶一撮煎，热服。治表里三焦大热，谵狂斑衄，身目俱黄。黄芩泻上焦，黄连泻中焦，黄柏泻下焦，栀子通泻三焦之火以清里，麻黄、淡豉散寒发汗而解表，石膏体重能泻肺胃之火，气轻亦能解肌也。

葛根黄芩黄连汤仲景，**甘草四般治二阳。**治太阳桂枝证，医误下之，邪入阳明，协热下利，脉促喘而汗出者，葛根八两，炙草、黄芩各二两，黄连三两。**解表清里兼和胃，喘汗自利保平康。**成无己曰：邪在里，宜见阴脉，促为阳盛，知表未解也。病有汗出而喘者，为邪气外甚，今喘而汗出，为里热气逆，与此方散表邪、清里热。脉数而止曰促。用葛根者，专主阳明之表。

参苏饮元戎**内用陈皮，枳壳前胡半夏宜。干葛木香甘桔茯，内伤外感此方推。**人参、紫苏、前胡、半夏（姜制）、干葛、茯苓各七钱半，陈皮、枳壳（麸炒）、桔梗、木香、甘草各二钱，每服二钱，加姜、枣煎。治外感内伤，发热头痛，呕逆咳嗽，痰眩风泻。外感重者，去枣加葱白。苏、葛、前胡解表，参、苓、甘草补中，陈皮、木香行气破滞，半夏、枳、桔利膈祛痰。**参前若去芎柴入，饮号芎苏治不瘥。**去人参、前胡，加川芎、柴胡一名芎苏饮，不服参者宜之。**香苏饮**《局方》**仅陈皮草，感伤内外亦堪施。**香附（炒）、紫苏各二钱，陈皮（去白）一钱，甘草七分，加姜、葱煎。

茵陈丸《外台》**用大黄硝，鳖甲常山巴豆邀。杏仁栀豉蜜丸服，汗吐下兼三法超。时气毒疬及疟痢，一丸两服量病调。**茵陈、芒硝、鳖甲（炙）、栀子各二两，大黄五两，常山、杏仁（炒）各三两，巴豆一两（去心皮，炒），豉五合，蜜丸梧子大。每服一丸，或吐或利，不变再服。一丸不应，以热汤投之。栀子、淡豉，栀豉汤也，合常山可以涌吐，合杏仁可以解肌。大黄、芒硝，承气汤也，可以荡热去实，合茵陈可以利湿退黄，加巴豆大热以祛脏腑积寒，加鳖甲滋阴以退血分寒热。此方备汗、吐、下三法，虽云劫剂，实是佳方。

大羌活汤即九味，己独知连白术暨。即九味羌活汤加防己、知母、独活、黄连。生地、川芎、知母各一两，余药各三钱，每服五钱。**散热培阴表里和，伤寒两感瘥堪慰。**两感伤寒，一曰太阳与少阴俱病，二曰阳明与太阴俱病，三曰少阳与厥阴俱病。阴阳表里，同时俱病，欲汗则有里证，欲下则有表证。经曰：其两感于寒者，必死。仲景无治法，洁古为制此方，间有生者。羌、独、苍、防、细辛，以散寒发表；芩、连、防己、知母、芎、地，以清里培阴；白术、甘草，以固中和表里。

消补之剂 七首、附方六

平胃散《局方》**是苍术朴，陈皮甘草四般药。**苍术（泔浸）二钱，厚朴（姜汁炒）、陈皮（去白）、甘草（炙）各一钱，姜、枣煎。**除湿散满驱瘴岚，调胃诸方从此扩。**苍术燥湿强脾，厚朴散满平胃，陈皮利气行痰，甘草和中补土，泄中有补也。**或合二陈**名平陈汤，**治痰或五苓**名胃苓汤，**治泄。硝黄麦曲均堪着。**加麦芽、神曲消食，加大黄、芒硝荡积。**若合小柴**胡**名柴平汤，煎加姜枣能除疟。又不换金正气散，即是此方加夏藿**半夏、藿香。

保和丸神曲与山楂，苓夏陈翘菔音卜**子加。曲糊为丸麦芽汤下，亦可方中用麦芽。**山楂（去核）三两，神曲、茯苓、半夏各一两，菔子（微炒）、连翘各五钱。山楂消肉食，麦芽消谷食，神曲消食解酒，菔子下气，制曲、茯苓渗湿，连翘散结，陈、夏健脾化痰。此内伤而气未病者，故但以和平之品消而化之，不必攻补也。**大安丸内加白术**二两，**中消兼补效堪夸。**

健脾丸**参术与陈皮，枳实山楂麦蘖**芽**随。曲糊作丸米饮下，消补兼行胃弱宜。**人参、白术（土炒）各二两，陈皮、麦芽（炒）各一两，山楂两半，枳实（麸炒）三两。陈皮、枳实理气化积，山楂消肉食，曲、麦消谷食，人参、白术益气强脾。**枳术丸**洁古**亦消兼补，**白术（土炒）、枳实（麸炒）等分。**荷叶烧饭上升奇。**荷叶包陈米饭，煨干为丸，引胃气及少阳甲胆之气上升。

参苓白术散**扁豆陈，山药甘莲砂薏仁。**数药利气强脾。**桔梗上浮**载药上行**兼保肺，**恐燥药上僭。**枣汤调服益脾神。**人参、茯苓、白术（土炒）、陈皮、山药、甘草（炙）各一斤，扁豆（炒）十二两，莲肉（炒）、砂仁、苡仁（炒）、桔梗各半斤，共为末，每服二钱，枣汤或米饮调下。

枳实消痞丸，东垣**四君全，麦芽夏曲朴姜连。蒸饼糊丸消积满，清热破结补虚痞。**枳实（麸炒）、黄连（姜汁炒）各五钱，人参、白术（土炒）、半夏曲、厚朴（姜汁炒）、茯苓各三钱，甘草（炙）、干姜各二钱。黄连、枳实治痞君药，麦、夏、姜、朴温胃散满，参、术、苓、甘燥湿补脾，使气足脾运，痞乃化也。

鳖甲饮子《严氏》**治疟母，**久疟不愈，中有结癖。**甘草芪术芍芎偶。草果槟榔厚朴增，乌梅姜枣同煎服。**鳖甲（醋炙）、黄芪、白术（土炒）、甘草、陈皮、川芎、白芍（酒炒）、草果（面煨）、槟榔、厚朴等分，姜三片，枣二枚，乌梅少许煎。鳖甲属阴入肺，退热散结为君，甘、陈、芪、术助阳补气，川芎、白芍养血和阴，草果温胃，槟榔破积，厚朴散满，甘草和中，乌梅酸敛，姜、枣和营卫。

葛花解酲①**汤香砂仁，二苓参术蔻青陈。神曲干姜兼泽泻，温中利湿酒伤珍。**葛花、砂仁、豆蔻各一钱，木香一分，茯苓、人参、白术（炒）、青皮、陈皮各四分，神曲（炒）、干姜、猪苓、泽泻各五分，专治酒积及吐泻痞塞。砂、蔻、神曲皆能解酒，青皮、木香、干姜行气温中，葛花引湿热从肌肉出，苓、泻引湿热从小便出，益以参、术固其中气也。

---

① 酲（cheng）：音成；醉酒醒岳神志不清，犹如患病一样。

理气之剂 十一首、附方八

补中益气汤，东垣**芪术陈，升柴参草当归身**。黄芪（蜜炙）钱半，人参、甘草（炙）各一钱，白术（土炒）、陈皮（留白）、归身各五分，升麻、柴胡各三分，加姜、枣煎。表虚者，升麻用蜜水炒用。东垣曰：升、柴味薄性阳，能引脾胃清气行于阳道，以资春气之和；又引参、芪、甘草上行，充实腠理，使卫外为固。凡补脾胃之气，多以升阳补气名之者，此也。**虚劳内伤功独擅，亦治阳虚外感因**。虚人感冒，不任发散者，此方可以代之，或加辛散药。**木香苍术易归术，调中益气畅脾神**。除当归、白术，加木香、苍术，名调中益气汤。前方加白芍、五味子，发中有收，亦名调中益气汤，俱李东垣方。

乌药顺气汤，严用和**芎芷姜，橘红枳桔及麻黄。僵蚕炙草姜煎服，中气厥逆此方详**。厥逆痰塞，口噤脉伏，身温为中风，身冷为中气。中风多痰涎，中气无痰涎，以此为辨。许学士云：中气之证，不可作中风治。喻嘉言曰：中风证多挟中气。乌药、橘红各二钱，川芎、白芷、枳壳、桔梗、麻黄各一钱，僵蚕（去丝嘴炒）、炮姜、炙草各五分，加姜、枣煎。麻、梗、芎、芷发汗散寒，以顺表气；乌、姜、陈、枳行气祛痰，以顺里气。加僵蚕清化消风，甘草协和诸药。古云气顺则风散，风邪卒中，当先治标也。

越鞠丸丹溪**治六般郁，气血痰火湿食因**。此六郁也。**芎苍香附兼栀曲，气畅郁舒痛闷伸**。吴鹤皋曰：香附开气郁，苍术燥湿郁，抚芎调血郁，栀子清火郁，神曲消食郁，各等分，面糊为丸。又湿郁加茯苓、白芷，火郁加青黛，痰郁加半夏、瓜蒌、海石，血郁加桃仁、红花，气郁加木香、槟榔，食郁加麦芽、山楂，挟寒加吴茱萸。**又六郁汤苍芎附，甘苓橘半栀砂仁**。苍术、川芎、香附、甘草、茯苓、橘红、半夏、栀子、砂仁，此前方加味，兼治痰郁。看六郁中之重者为君，余药听加减用之。

苏子降气汤，《局方》**橘半归，前胡桂朴草姜依。下虚上盛痰嗽喘，亦有加参贵合机**。苏子、橘红、半夏、当归、前胡、厚朴（姜汁炒）各一钱，肉桂、炙甘草各五分，加姜煎。一方无桂加沉香。

苏子、前胡、橘红、半夏降气行痰，气行则痰行也。数药兼能发表，加当归和血，甘草缓中。下虚上盛，故用官桂引火归元。如气嗽，亦有加人参、五味者。

四七汤《三因》**理七情气**，七气，寒、热、喜、怒、忧、愁、恚也，亦名七气汤。**半夏厚朴茯苓苏**。半夏（姜汁炒）五钱，厚朴（姜汁炒）三钱，茯苓四钱，紫苏二钱。郁虽由乎气，亦多挟湿挟痰，故以半夏、厚朴除痰散满，茯苓、苏叶利湿宽中。湿去痰行，郁自除矣。**姜枣煎之舒郁结，痰涎呕痛尽能纾。又有局方名四七汤，参桂夏草妙更殊**。人参、官桂、半夏各一钱，甘草五分，加姜煎。人参补气，官桂平肝，姜制半夏祛痰，甘草和中，并不用利气之药。汤名四七者，以四味治人之七情也。

四磨汤，《严氏》**亦治七情侵，人参乌药及槟沉**。人参、乌药、槟榔、沉香等分。气逆，故以乌药、槟榔降而顺之。加参者，恐伤其气也。**浓磨煎服调逆气，实者枳壳易人参。去参加入木香枳实，五磨饮子白酒斟**。白酒磨服，治暴怒卒死，名气厥。

代赭旋覆汤，仲景**用人参，半夏甘姜大枣临。重以镇逆咸软痞，痞鞭**音硬**噫**音爱**气力能禁**。赭石一两，参二两，旋覆、甘草各三两，半夏半升，生姜五两，枣十二枚。旋覆之咸以软坚，赭石之重以镇逆，姜、夏之辛以散虚痞，参、甘、大枣之甘以补胃弱。

绀珠正气天香散，香附干姜苏叶陈。乌药舒郁兼除痛，气行血活自经匀。香附八钱，乌药二钱，陈皮、苏叶各一钱，干姜五分，每服五、六钱。乌、陈入气分而理气，香、苏入血分而利气，干姜兼入气血，用辛温以顺气平肝，气行则血行经自调，而痛自止矣。

橘皮竹茹汤治呕呃，参甘半夏陈皮麦。赤茯再加姜枣煎，方由金匮此加辟。《金匮》方，橘皮、竹茹各二升，人参一两，甘草五两，生姜半斤，枣三十枚，名橘皮竹茹汤，治哕逆，即呃逆也。后人加半夏、麦冬、赤茯苓、枇杷叶。呃逆由胃火上冲，肝胆之火助之，肺金之气不得下降也。竹茹、麦冬、枇杷叶清肺和胃而降气，肺金清则肝木自平矣。二陈[1]降痰逆，赤茯苓泻心火，生姜呕家圣药，久病虚羸，故以参、甘、大枣扶其胃气。

---

[1] 二陈：即二陈汤（半夏、橘红、茯苓、甘草）。

丁香柿蒂汤，《严氏》人参姜，呃逆因寒中气戕①。丁香、柿蒂各二钱，人参一钱，生姜五片。济生香蒂仅二味，亦名丁香柿蒂汤，加姜煎。古方单用柿蒂，取其苦温降气；《济生》加丁香、生姜，取其开郁散痰；加参者，扶其胃气也。或加竹橘用皆良。加竹茹、橘红，名丁香柿蒂竹茹汤，治同。

定喘汤白果与麻黄，款冬半夏白皮桑。苏杏黄芩兼甘草，肺寒膈热哮喘尝。白果三十枚（炒黄），麻黄、半夏（姜制）、款冬各三钱，桑皮（蜜炙）、苏子各二钱，杏仁、黄芩各钱半，甘草一钱，加姜煎。麻黄、杏仁、桑皮、甘草散表寒而清肺气，款冬温润，白果收涩，定喘而清金，黄芩清热，苏子降气，半夏燥痰，共成散寒疏壅之功。

---

① 戕（qiang）：音枪；伤害，损害。

理血之剂 十三首、附方七

　　四物汤地芍与归芎，血家百病此方通。当归（酒洗）、生地各三钱，白芍二钱，川芎钱半。当归辛、苦、甘温，入心脾，生血为君；生地甘寒，入心肾，滋血为臣；芍药酸寒，入肝脾，敛阴为佐；川芎辛温，通行血中之气为使。**八珍汤**合入**四君子**参、术、苓、草，**气血双疗功独崇。**四君补气，四物补血。**再加黄芪与肉桂，**加黄芪助阳固卫，加肉桂引火归元。**十全大补汤补方雄。**补方之首。**十全除却芪地草，**除生地、黄芪、甘草。**加粟米百粒煎之名胃风汤。**张元素治风客肠胃，飧泄完谷及瘈疭牙闭。

　　人参养荣汤即十全汤，见前四物下。**除却川芎五味联。陈皮远志加姜枣，脾肺气血补方先。**即十全大补汤除川芎，加五味、陈皮、远志。薛立斋曰：气血两虚，变生诸症，不问脉病，但服此汤，诸症悉退。

　　归脾汤《济生》**用术参芪，归草茯神远志随。酸枣木香龙眼肉，煎加姜枣益心脾。怔忡健忘俱可却，肠风崩漏总能医。**人参、白术（土炒）、茯神、枣仁、龙眼肉各二钱，黄芪（蜜炙）钱半，当归（酒洗）、远志各一钱，木香、甘草（炙）各八分。血不归脾则妄行，参、芪、草、术之甘温以补脾，志、茯、枣仁、龙眼之甘温、酸苦以补心，当归养血，木香调气，气壮则自能摄血矣。

　　养心汤用草芪参，二茯芎归柏子寻。夏曲远志兼桂味，再加酸枣总宁心。黄芪（蜜炙）、茯苓、茯神、川芎、当归（酒洗）、半夏曲各一两，甘草（炙）一钱，人参、柏子仁（去油）、五味子、远志、枣仁（炒）各二钱半，每服五钱。参、芪补心气，芎、归养心血，二茯、柏仁、运志泄心热而宁心神，五味、枣仁收心气散越，半夏去扰心之痰涎，甘草补土以培心子，赤桂引药以达心经。

　　当归四逆汤，仲景**桂枝芍，细辛甘草木通着。再加大枣治阴厥，脉细阳虚由血弱。**当归、桂枝、芍药、细辛各二两，甘草（炙）、木通各二两，枣二十五枚。成氏曰：通脉者，必先入心补血，当归之苦以助心血。心苦缓，急食酸以收之，芍药之酸，以收心气。肝苦急，急食甘以缓之，甘草、大枣、木通以缓阴血。**内有久寒加姜萸**，素有久寒者，加吴茱萸二升，生姜半斤，酒煎，名四逆加吴茱萸生姜汤，仲景。**发表温中通脉络**。桂枝散表风，吴茱萸、生姜、细辛温经，当归、木通通经复脉。**不用附子及干姜，助阳过剂阴反灼**。姜附四逆在于回阳，当归四逆在于益血复脉，故虽内有久寒，止加生姜、吴茱，不用干姜、附子，恐反灼其阴也。

　　桃仁承气汤，仲景**五般奇，甘草硝黄并桂枝**。桃仁五十枚（去皮尖，研），大黄四两，芒硝、桂枝、甘草各二两。硝、黄、甘草，调胃承气汤也。热甚搏血，故加桃仁润燥缓肝，表证未除，故加桂枝调经解表。**热结膀胱小腹胀，如狂蓄血最相宜**。小腹胀而小便自利，知为血蓄下焦，蓄血发热故如狂。

　　犀角地黄汤**芍药丹**，生地半两，白芍一两，丹皮、犀角二钱半。每服五钱。**血升胃热火邪干。斑黄阳毒皆堪治**，犀角大寒，解胃热而清心火；芍药酸寒，和阴血而散肝火；丹皮苦寒，泻血中之伏火；生地大寒，凉血而滋水，以期平诸经之僭逆也。**或益柴芩总伐肝**。因怒致血者，加柴胡、黄芩。

　　咳血方丹溪**中诃子收，瓜蒌海石山栀投。青黛蜜丸口嚼化，咳嗽痰血服之瘳**。诃子（煨，取肉）、瓜蒌仁（去油）、海石（去砂）、栀子（炒黑）、青黛（水飞）等分，蜜丸，嗽甚加杏仁。青黛清肝泻火，栀子清肺凉心，瓜蒌润燥滑痰，海石软坚止嗽，诃子敛肺定喘。不用血药者，火退而自止也。

　　东垣秦艽白术丸，归尾桃仁枳实攒。地榆泽泻皂角子，糊丸血痔便艰难。大肠燥结故便难。秦艽、白术、归尾（酒洗）、桃仁（研）、地榆各一两，枳实（麸炒）、泽泻、皂角子（烧存性）各五钱，糊丸。归尾、桃仁以活血，秦艽、皂子以润燥，枳实泄胃热，泽泻泻湿邪，地榆以破血止血，白术以燥湿益气。**仍有苍术防风剂，润血疏风燥湿安**。本方除白术、当归、地榆，加苍术、防风、大黄、黄柏、槟榔，名秦艽苍术汤。除枳实、皂角、地榆，加防风、升麻、柴胡、陈皮、炙甘草、黄柏、大黄、红花，各秦艽除风汤，治并同。

　　槐花散用治肠风，侧柏叶黑荆芥枳壳充。为末等分米饮下，宽肠凉血逐风功。槐花、柏叶凉血，枳壳宽肠，荆芥理血疏风。

　　小蓟饮子藕节**蒲黄炒黑，木通滑石生地襄**。归草当归、甘草黑栀子淡竹叶，等分煎服。**血淋热结服之良**。小蓟、藕节散瘀血，生地凉血，蒲黄止血，木通泻心火达小肠，栀子散郁火出膀胱，竹叶清肺凉心，滑石泻热利窍，当归引血归经，甘草和中调气。

四生丸《济生》**用三般叶，侧柏艾荷生地协**。侧柏叶、艾叶、荷叶、生地黄。**等分生捣如泥煎，血热妄行止衄惬**。侧柏、生地补阴凉血，荷叶散瘀血、留好血，艾叶生者性温，理气止血。

复元活血汤《发明》**柴胡，花粉当归山甲俱。桃仁红花大黄草，损伤瘀血酒煎祛**。柴胡五钱，花粉、当归、穿山甲（炮）、甘草、红花各二钱，桃仁五十枚（去皮尖，研），大黄一两。每服一两，酒煎。血积必于两胁，属肝胆经，故以柴胡引用为君，以当归活血脉，以甘草缓其急，以大黄、桃仁、红花、山甲、花粉破血润血。

祛风之剂 十二首、附方四

小续命汤《千金》**桂附芎，麻黄参芍杏防风。黄芩防己兼甘草，六经风中此方通**。通治六经中风，喝斜不遂，语言謇涩及刚柔二痉，亦治厥阴风湿。防风一钱二分，桂枝、麻黄、人参、白芍（酒炒）、杏仁（炒研）、川芎（酒洗）、黄芩（酒洗）、防己、甘草（炙）各八分，附子四分，姜、枣煎。麻黄、杏仁，麻黄汤也，治寒；桂枝、芍药，桂枝汤也，治风。参、草补气，芎、芍养血，防风治风淫，防己治湿淫，附子治寒淫，黄芩治热淫，故为治风套剂。刘宗厚曰：此方无分经络，不辨寒热，虚实虽多，亦奚以为？昂按：此方今人罕用，然古今风方，多从此方损益①为治。

大秦艽汤《机要》**羌活防，芎芷辛芩二地黄。石膏归芍苓甘术，风邪散见可通尝**。治中风风邪散见，不拘一经者。秦艽、石膏各三两，羌活、独活、防风、川芎、白芷、黄芩（酒炒）、生地（酒洗）、熟地、当归（酒洗）、茯苓、白芍（酒炒）、甘草（炙）、白术（土炒）各一两，细辛五钱，每服一两。刘宗厚曰：秦艽汤愈风，虽有补血之药，而行经散风之剂居其大半，将何以养血而益筋骨也？昂按：治风有三法，解表、攻里、行中道也。初中必挟外感，故用风药解表散寒，而用血药、气药调里，活血降火也。

三生饮《局方》**用乌附星，三皆生用木香听**。生南星一两，生川乌、附子（去皮）各五钱，木香二两。**加参对半扶元气**，每服一两，加参一两。**卒中痰迷服此灵**。乌、附燥热，行经逐寒；南星辛热，除痰散风。重用人参以扶元气，少佐木香以行逆气。《医贯》曰：此行经散痰之剂，斩关擒王之将，宜急用之。凡中风口开为心绝，手撒为脾绝，眼合为肝绝，遗尿为肾绝，鼻鼾为肺绝。吐沫直视，发直头摇，面赤如朱，汗缀如珠者，皆不治。若服此汤，间有生者。**星香散亦治卒中，体肥不渴邪在经**。中脏、中腑者重，中经者稍轻。胆星八钱散痰，木香二钱行气，为末服。《易简》和姜煎服，名星香散。

---

① 损益：加减，化裁。

地黄饮子河间**山茱斛，麦味菖蒲远志茯。苁蓉桂附巴戟天，少入薄荷姜枣服。**熟地、山萸肉、石斛、麦冬、五味、石菖蒲、远志、茯苓、肉苁蓉、官桂、附子（炮）、巴戟等分，每服五钱，加薄荷少许煎。**暗厥风痱能治之，**凡口噤身冷为暗厥，四肢不收为风痱。**火归水中水生木。**熟地以滋根本之肾，桂、附、苁蓉、巴戟以返真元之火，山茱、石斛平胃温肝，志、苓、菖蒲补心通肾，麦、味保肺以滋水源，水火既交，风火自息矣。刘河间曰：中风，非外中之风，良由将息失宜，心火暴甚，肾水虚衰，不能制之，故卒倒无知也。治宜和脏腑，通经络，便是治风。《医贯》曰：痰涎上涌者，水不归元也；面赤烦渴者，火不归元也。惟桂、附能引火归元，火归水中，则水能生木，木不生风，而风自息矣。

独活汤丹溪**中羌独防，芎归辛桂参夏菖。茯神远志白薇草，瘈疭**音炽纵**昏愦力能匡。**羌活、独活、防风、当归、川芎、细辛、挂心、人参、半夏、菖蒲、茯神、远志、白薇各五钱，甘草（炙）二钱半，每服一两，加姜、枣煎。肝属风而主筋，故瘈疭为肝邪。二活、防风治风，辛、桂温经，半夏除痰，芎、归和血，血活则风散也。肝移热于心则昏愦。人参补心气，菖蒲开心窍，茯神、远志安心，白薇退热止风。风静火熄，血活神宁，瘈疭自已矣。

顺风匀气散术乌沉，**白芷天麻苏叶参。木瓜甘草青皮合，㖞僻偏枯口舌喑。**口眼㖞斜，偏枯不遂，皆由宗气不能周于一身。白术二钱，乌药钱半，天麻、人参各五分，苏叶、白芷、木瓜、青皮、甘草（炙）、沉香（磨）各三分，加姜煎。天麻、苏、芷以疏风气，乌药、青、沉以行滞气，参、术、炙草以补正气，气匀则风顺矣。木瓜伸筋，能于土中泻木。

黄柏苍术天南星，桂枝横行**防己**下行**及威灵仙，**上下行。**桃仁红花龙胆草**下行，**羌芷**上行**川芎**上下行**神曲停。痛风湿热与痰血，上中下通用之听。**黄柏（酒炒）、苍术（泔浸）、南星、姜、枣各二两，防己、桃仁（去皮尖）、胆草、白芷、川芎、神曲（炒）各一两，桂枝、威灵仙、红花、羌活各二钱半，面糊丸，名上中下通用痛风方，丹溪。黄柏清热，苍术燥湿，龙胆泻火，防己利水，四者治湿与热。桃仁、红花活血祛瘀，川芎血中气药，南星散风燥痰，四者治血与痰。羌活去百节风，白芷去头面风，桂枝、威灵仙去臂胫风，四者所以治风。和神曲者，消中焦陈积之气也。症不兼者，加减为治。

独活寄生汤，《千金》艽防辛，芎归地芍桂苓均。杜仲牛膝人参草，冷风顽痹屈能伸。独活、桑寄生、秦艽、防风、细辛、川芎（酒洗）、当归（酒洗）、白芍（酒炒）、熟地、桂心、茯苓、杜仲（姜汁炒断丝）、牛膝、人参、甘草等分，每服四钱。**若去寄生加芪续**黄芪、续断，**汤名三痹古方珍**。名三痹汤，治风寒湿三痹。喻嘉言曰：此方用参芪四物一派补药，加艽、防胜风湿，桂心胜寒，细辛、独活通肾气。凡治三气袭虚成痹者，宜准诸此。

消风散内羌防荆，芎朴参苓陈草并。僵蚕蝉蜕藿香入，为末茶调或酒行。头痛目昏项背急，顽麻瘾疹服之清。人参、防风、茯苓、川芎、羌活、僵蚕（炒）、蝉蜕、藿香各二两，荆芥、厚朴（姜汁炒）、陈皮（去白）、甘草（炙）各五钱，每服三钱，茶调下。疮癣，酒下。羌、防、芎、荆，治头目、项背之风，僵蚕、蝉蜕散咽膈、皮肤之风，藿香、厚朴去恶散满，参、苓、甘、橘辅正调中。

川芎茶调散《局方》荆防，辛芷薄荷甘草羌。目昏鼻塞风攻上，正偏头痛悉平康。薄荷三钱，川芎、荆芥各四钱，防风钱半，细辛一钱，羌活、白芷、甘草（炙）各二钱，为末，每服三钱，茶调下。羌活治太阳头痛，白芷治阳明头痛，川芎治少阳、厥阴头痛，细辛治少阴头痛，防风为风药卒徒，薄荷、荆芥散风热而清头目。以风热攻上，宜于升散，巅顶之上，惟风药可到也。加甘草以缓中，加茶调以清降。**方内若加僵蚕菊，菊花茶调散用亦臧**。菊花清头目，僵蚕去风疾。

青空膏，东垣芎草柴芩连，羌防升之入顶巅。为末茶调如膏服，正偏头痛一时蠲。川芎五钱，甘草（炙）一两半，柴胡七钱，黄芩（酒炒）、黄连（酒炒）、羌活、防风各一两，每服三钱。风寒湿热上攻头脑则痛，头两旁属少阳，偏头痛属少阳相火。芩、连苦寒，以羌、防、芎、柴升之，则能去湿热于高巅之上矣。

人参荆芥散《妇宝》熟地，防风柴枳芎归比。酸枣鳖羚桂术甘，血风劳作风虚治。血脉空疏，乃感风邪，寒热盗汗，久渐成劳。人参、荆芥、熟地、柴胡、枳壳、枣仁（炒）、鳖甲（童便炙）、羚羊角、白术各五分，防风、甘草（炙）、当归、川芎、桂心各三分，加姜煎。荆、防、柴、羚以疏风平木，地黄、鳖甲以退热滋阴，草、枣仁以敛汗补虚，除烦进食。

祛寒之剂 十二首、附方二

　　理中汤仲景**主理中乡**，仲景曰：理中者，理中焦。**甘草人参术黑姜。**白术（土炒）二两，人参、干姜（炮）、甘草（炙）各一两，治太阴厥逆，自利不渴，脉沉无力。人参补气益脾为君，白术健脾燥湿为臣，甘草和中补土为佐，干姜温胃散寒为使。**呕利腹痛阴寒盛，或加附子总扶阳。**名附子理中汤。

　　真武汤仲景**壮肾中阳，茯苓术芍附生姜。**附子一枚（炮），白术二两（炒），茯苓、白芍（炒）、生姜各三两。**少阴腹痛有水气，悸眩瞤惕保安康。**中有水气，故心悸头眩；汗多亡阳，故肉瞤筋惕。瞤，音纯，动貌。苓、术补土利水，以疗悸眩；姜、附回阳益火，以逐虚寒；芍药敛阴和营，以止腹痛。真武，北方水神。肾中火足，水乃归元。此方补肾之阳，壮火而利水，故名。

　　四逆汤仲景**中姜附草，三阴厥逆太阳沉。**附子一枚（生用），干姜一两，炙甘草二两，冷服。专治三阴厥逆，太阳初证脉沉亦用之。**或益姜葱参芍桔，通阳复脉力能任**音仁。面赤，格阳于上也，加葱白通阳；腹痛，加芍药和阴；咽痛，加桔梗利咽；利止、脉不出，加人参补气复脉；呕吐，加生姜以散逆气。

　　白通加人尿猪胆汁汤，仲景，尿，音鸟，去声，小便也。俗读平声，非。**干姜附子兼葱白。**附子一枚（炮），干姜一两，葱白四茎，此白通汤也。葱白以通阳气，姜、附子以散阴寒，加人尿五合，猪胆汁一合。**热因寒用妙义深，阴盛格阳厥无脉。**阴寒内甚，格阳于外，故厥逆无脉，纯与热药，则寒气格拒，不得达入，故于热剂中加尿汁，寒药以为引用，使得入阴而回阳也。

　　吴茱萸汤仲景**人参枣，重用生姜温胃好。阳明寒呕**太阳热呕忌用**少阴下利，厥阴头痛皆能保。**吴茱萸一升（炮），人参三两，生姜六两，枣十二枚。姜、茱、参、枣，补土散寒。茱萸辛热，能入厥阴，治肝气上逆而致呕利腹痛。

　　益元汤，《活人》**艾附与干姜，麦味知连参草将。**附子（炮）、艾叶、干姜、麦冬、五味子、知母、黄连、人参、甘草。艾叶辛热，能回阳。**姜枣葱煎入童便**冷服，**内寒外热名戴阳**症。此阴盛格阳之症，面赤身热，不烦而躁，但饮水不入口，为外热内寒。此汤姜、附加知、连，与白通加人尿、猪胆汁同意，乃热因寒药为引用也。按：内热曰烦，为有根之火；外热曰躁，为无根之火。故但躁不烦及先躁后烦，皆不治。

回阳救急汤，节庵曰即四逆汤**用六君，桂附干姜五味群。**附子（炮）、干姜、肉桂、人参各五分，白术、茯苓各一钱，半夏、陈皮各七分，甘草三分，五味九粒，姜煎。**加麝三厘或猪胆汁，三阴寒厥见重勋。**姜、桂、附子祛其阴。六君温补，助其阳气。五味、人参以生其脉。加麝香者，以通其窍；加胆汁者，热因寒用也。

四神丸**故纸吴茱萸，肉蔻五味四般须。大枣百枚姜八两，**破故纸四两（酒浸，炒），吴茱萸一两（盐水炒），肉豆蔻三两（面裹煨），五味子三两（炒），枣、生姜同煎。枣烂即去姜，捣枣肉为丸，临卧盐汤下，若早服，不能敌一夜之阴寒也。**五更肾泻火衰扶。**由肾命火衰，不能生脾土，故五更将交阴分，阳虚不能键闭而泄泻，不可专责脾胃也。破故纸辛温，能补相火，以通君火，火盛乃能生土；肉豆蔻暖胃固阳，吴茱萸燥脾去湿，五味子补肾涩精，生姜温中，大枣补土，亦以防水也。

厚朴温中汤**陈草苓，干姜草蔻木香停。煎服加姜治腹痛，虚寒胀满用皆灵。**厚朴、陈皮各一钱，甘草、茯苓、草豆蔻、木香各五分，干姜三分，加姜煎。干姜、草蔻辛热以散其寒，陈皮、广木香辛温以调其气，厚朴辛温以散满，茯苓甘淡以利湿，甘草甘平以和中。寒散气行，痛胀自已矣。

寒疝痛用导气汤，川楝茴香与木香。吴茱煎以长流水，散寒通气利小肠。疝，亦名小肠气。川楝四钱，木香二钱，茴香二钱，吴茱萸一钱，汤泡同煎。川楝苦寒，入肝舒筋，能导小肠、膀胱之热从小水下行，为治疝君药。茴香暖胃散寒，吴茱萸温肝燥湿，木香行三焦通气。

疝气方丹溪**用荔枝核，栀子山楂枳壳益。**荔枝双结，状类睾丸，能入肝肾，辟寒散滞。栀子泻火利水，枳壳行气破癥，山楂散瘀磨积。睾，音皋，肾子也。**再入吴茱暖厥阴，**疝乃厥阴肝邪，非肾病，以肝脉络阴器也。**长流水煎疝痛释。**等分，或为末，空心服。

橘核丸《济生》**中川楝桂，朴实延胡藻带昆。桃仁二木酒**

糊合，癫疝痛顽盐酒吞。橘核、川楝子、海藻、海带、昆布、桃仁各二两，桂心、厚朴、枳实、延胡索、木通、木香各五钱，酒糊为丸，盐汤或酒下。橘核、木香能入厥阴气分而行气，桃仁、延胡索能入厥阴血分而活血，川楝、木通能导小肠、膀胱之湿，官桂能祛肝肾之寒，枳实、厚朴行结水而破宿血，昆布、藻带寒行水而咸软坚。

祛暑之剂五首、附方十

三物香薷饮，《局方》**豆朴先**，香薷辛温香散，能入脾肺，发越阳气以散蒸热。厚朴除湿散满，扁豆清暑和脾。**若云热盛加黄连。**名黄连香薷饮，《活人》治中暑热盛，口渴心烦。**或加苓草**茯苓、甘草**名五物**香薷饮，**利湿祛暑木瓜宣。**加木瓜名六味香薷饮，木瓜、茯苓治湿盛。**再加参芪与陈术，兼治内伤十味全。**六味加参、芪、陈皮、白术，名十味香薷饮。**二香散合入香苏饮，**五味香薷饮合香苏饮。香附、紫苏、陈皮、苍术，名二香散，治外感内伤，身寒腹胀。**仍有藿薷汤香葛汤传。**三物香薷饮合藿香正气散，名藿薷汤，治伏暑吐泻；三物香薷饮加葛根，名香葛汤，治暑月伤风。

清暑益气汤，东垣**参草芪，当归香味青陈皮。曲柏葛根苍白术，升麻泽泻枣姜随。**人参、黄芪、甘草（炙）、当归（酒洗）、麦冬、五味、青皮（麸炒）、陈皮（留白）、神曲（炒）、黄柏（酒炒）、葛根、苍术、白术（土炒）、升麻、泽泻，加姜、枣煎。热伤气，参、芪补气敛汗；湿伤脾，二术燥湿强脾。火旺则金病而水衰，故用麦、味保肺生津，黄柏泻火滋水，青皮理气而破滞，当归养血而和阴，曲、草和中而消食，升、葛以升清，泽泻以降浊也。

缩脾饮用清暑气，砂仁草果乌梅暨。甘草葛根扁豆加，吐泻烦渴温脾胃。砂仁、草果（煨）、乌梅、甘草（炙）各四两，扁豆（炒研）、葛根各二两。暑必兼湿，而湿属脾土，故用砂仁、草果利气温脾，扁豆解暑渗湿，葛根升阳生津，甘草补土和中，乌梅清热止渴。**古人治暑多用温，**如香薷饮、大顺散之类。**暑为阴证此所谓。**洁古曰：中热为阳证，为有余；中暑为阴证，为不足。经曰：脉虚身热，得之伤暑。**大顺**散**杏仁姜桂甘，散寒燥湿斯为贵。**先将甘草、白砂仁，次入干姜、杏仁（炒），合肉桂为末，每服一钱。吴鹤皋曰：此非治暑，乃治暑月饮冷受伤之脾胃耳。

生脉散**麦味与人参，保肺清心治暑淫。气少汗多兼口渴，病危脉绝急煎斟。**人参五分，麦冬八分，五味子九粒。人参大补肺气，麦冬甘寒润肺，五味酸收敛肺，并能泻火生津。盖心主脉，肺朝百脉，补肺清心，则气充而脉复。将死脉绝者服之，能令复生。夏月火旺烁金，尤宜服之。

六一散滑石同甘草，解肌行水兼清燥。统治表里及三焦，热渴暑烦泻痢保。滑石六两，甘草一两，灯心汤下，亦有用姜汤下者。滑石气轻解肌，质重泻火，滑能入窍，淡能行水，故能通治上下表里之湿热，甘草泻火和中，又以缓滑石之寒滑也。益元散碧玉与鸡苏散，砂黛薄荷加之好。前方加辰砂，名益元散，取其清心；加青黛，名碧玉散，取其凉肝；加薄荷，名鸡苏散，取其散肺也。

利湿之剂十三首、附方八

五苓散仲景**治太阳腑，**太阳经热传入膀胱腑者用之。**白术泽泻猪茯苓。膀胱化气添官桂，利便消暑烦渴清。**猪苓、茯苓、白术（炒）各十八铢，泽泻一两六铢，桂枝半两，每服三钱。二苓甘淡利水，泽泻甘咸泻水，能入肺肾而通膀胱，导水以泄火邪。加白术者，补土所以制水；加官桂者，气化乃能出也。经曰：膀胱者，州都之官，津液藏焉，气化则能出矣。**除桂名为四苓散，无寒但渴服之灵。**湿胜则气不得施化，故渴，利其湿则渴自止。**猪苓汤**仲景**除桂与术，加入阿胶滑石停。**猪苓、茯苓、泽泻、阿胶、滑石各一两。滑石泻火解肌，最能行水。吴鹤皋曰：以诸药过燥，故加阿胶以存津液。**此为利湿兼泻热，**黄疸小便闭渴呕宁。五苓治湿胜，猪苓兼热胜。

小半夏加茯苓汤仲景，**行水散痞有生姜。**半夏一升，茯苓三钱，生姜半斤。除茯苓，名小半夏汤。**加桂除夏治悸厥，茯苓甘草汤名彰。**加桂枝、甘草，除半夏，名茯苓甘草汤，仲景治伤寒水气乘心，厥而心下悸者，先治其水，却治其厥。火因水而下行，则眩悸止而痞满治矣。

肾着汤《金匮》**内用干姜，茯苓甘草白术襄。伤湿身痛与腰冷，亦名甘姜苓术汤。**干姜（炮）、茯苓各四两，炙甘草、白术（炒）各二两。数药行水补土，此湿邪在经而未入腑脏者。**黄芪防己汤，**《金匮》**除姜茯，术甘姜枣共煎尝。此治风水与诸湿，身重汗出服之良。**黄芪、防己各一两，白术七钱半，甘草（炙）五钱，加姜、枣煎。防己大辛苦寒，通行十二经，开窍行水；黄芪生用达表，白术燥湿强脾，并能止汗。加甘草者，益土所以制水，又以缓防己之峻急也。

舟车丸，河间**牵牛及大黄，遂戟芫花又木香。青皮橘皮加轻粉，燥实阳水却相当。**口渴面赤，气粗便秘而肿胀者，为阳水。黑牵牛四两炒，大黄二两（酒浸），甘遂（面裹煨）、芫花（醋炒）、大戟（面裹煨）、青皮（炒）、橘红各一两，木香五钱，轻粉一钱，水丸。牵牛、大黄、遂、戟、芫花行水厉药，木香、青、陈以行气，少加轻粉以透经络，然非实证不可轻投。

疏凿饮槟榔及商陆，苓皮大腹同椒目。赤豆芃羌泻木通，煎益姜皮阳水服。槟榔、商陆、茯苓皮、大腹皮、椒目、赤小豆、秦芃、羌活、泽泻、木通等分，加姜皮、枣煎。芃、羌散湿上升，通、泻泄湿下降，苓、腹、姜皮行水于皮肤，椒、豆、商、槟攻水于腹里，亦上下表里分消之意。

实脾汤，《严氏》苓术与木瓜，甘草木香大腹加。草蔻附姜兼厚朴，虚寒阴水效堪夸。便利不渴而肿胀者，为阴水。茯苓、白术（土炒）、木瓜、甘草、木香、大腹皮、草豆蔻（煨）、附子（炒）、黑姜、厚朴（炒），加姜、枣煎。脾虚，补以苓、术、甘草；脾寒，温以蔻、附、黑姜；脾湿，利以茯苓、大腹；脾滞，导以厚朴、木香。又土之不足，由于木之有余，木瓜、木香皆能平肝泻木，使木不克土而脾和，则土能制水而脾实矣。经曰：湿胜则地泥，实土正所以制水也。

五皮饮澹寮用五般皮，陈茯姜桑大腹奇。陈皮、茯苓皮、姜皮、桑白皮、大腹皮。或用五加皮易桑白，脾虚肤胀此方司。脾不能为胃行其津液，故水肿。半身以上，宜汗；半身以下，宜利小便。此于泻水之中，仍寓调补之意。皆用皮者，水溢皮肤，以皮行皮也。

羌活胜湿汤，《局方》羌独芎，甘蔓藁本与防风。湿气在表头腰重痛，发汗升阳有异功。风能胜湿升能降，气升则水自降。不与行水渗湿同。湿气在表宜汗。又风能胜湿，故用风药上升，使湿从汗散。羌活、独活各一钱，川芎、甘草（炙）、藁本、防风各五分，蔓荆子三分。如有寒湿，加附子、防己。若除独活芎蔓草，除湿汤升麻苍术充。除独活、川芎、蔓荆子、甘草，加升麻、苍术，名羌活除湿汤，治风湿身痛。

大橘皮汤治湿热，五苓六一二方缀。陈皮木香槟榔增，能消水肿及泄泻。用五苓散，赤茯苓一钱，猪苓、泽泻、白术、桂各五分；用六一散，滑石六钱，甘草一钱，加陈皮钱半，木香、槟榔各三分，每服五钱，加姜煎。小水并入大肠，致小便不利而大便泄泻。二散皆行水泄热之药，加槟榔峻下，陈皮、木香理气，以利小便而实大便也。水肿亦湿热为病，故皆治之。

茵陈蒿汤仲景治疸黄，阴阳寒热细推详。阳黄大黄栀子入，瘀热在里，口渴便闭，身如橘色，脉沉实者，为阳黄。茵陈六两，大黄二两（酒浸），栀子十四枚。茵陈发汗利水，能泄太阴、阳明之湿热，**栀子导湿热出小便，大黄导湿热出大便。阴黄附子与干姜。**以茵陈为主，如寒湿阴黄色暗便溏者，除栀子、大黄，加干姜、附子，以燥湿散寒。**亦有不用茵陈者，仲景柏皮栀子汤。**黄柏二两，栀子五十枚，甘草一两。按：阳黄胃有瘀热者，宜下之。如发热者，则势外出而不内入，不必汗下；惟用栀子、黄柏，清热利湿以和解之。若小便利，色白无热者，仲景作虚劳治，用小建中汤。

八正散，《局方》木通与车前，萹蓄大黄滑石研。甘草梢瞿麦兼栀子，煎加灯草痛淋蠲。一方有木香，治湿热下注，口渴咽干，淋痛尿血，小腹急满。木通、灯草、瞿麦降心火入小肠，车前清肝火入膀胱，栀子泻三焦郁火，大黄、滑石泻火利水之捷药，萹蓄利便通淋，草梢入茎止痛。虽治下焦，而不专于治下，必三焦通利、水乃下行也。

萆薢分清饮石菖蒲，**甘草梢乌药益智俱。**甘草梢减半，余药等分。**或益茯苓盐煎服**，加盐少许。**通心固肾浊精驱**遗精、白浊。萆薢能泄厥阴、阳明湿热，去浊分清；乌药疏逆气而止便数，益智固脾胃而开郁结，石菖蒲开九窍而通心，甘草梢达肾茎而止痛，使湿热去而心肾通，则气化行而淋浊止矣。此以疏泄为禁止者也。**缩泉丸益智同乌药**等分，**山药为糊丸便数需**。盐汤下，治便数遗尿。

当归拈痛汤，**东垣羌防升，猪泽茵陈芩葛朋。二术苦参知母草，疮疡湿热服皆应。**当归（酒洗）、羌活、防风、升麻、猪苓、泽泻、茵陈、黄芩（酒炒）、葛根、苍术、白术（土炒）、苦参、知母（并酒炒）、甘草（炙）。羌活通关节，防风散留湿，苦参、黄芩、茵陈、知母以泄热，当归以和气血，升、葛助阳而升清，芩、泻泄湿而降浊，参、甘、二术补正固中，使苦寒不伤胃，疏泄不损气也。刘宗厚曰：此方东垣本治湿热脚气，后人用治诸疮，甚验。

润燥之剂<small>十三首、附方二</small>

炙甘草汤<small>仲景</small>**参姜桂，麦冬生地大麻仁。大枣阿胶加酒服，虚劳肺痿效如神。**甘草（炙）、人参、生姜、桂枝各三两，阿胶、蛤粉各二两，生地一斤，麦冬、麻仁（研）各半升，枣十二枚，水、酒各半煎。仲景治伤寒脉结代，心动悸及肺痿唾多。《千金翼》用治虚劳，《宝鉴》用治呃逆，《外台》用治肺痿。参、草、麦冬益气复脉，阿胶、生地补血养阴，枣、麻润滑以缓脾胃，姜、桂辛温以散余邪。

滋燥养荣<small>汤</small>**两地黄，芩甘归芍及艽防。**艽、防，风药润剂。**爪枯肤燥兼风秘，火烁金伤血液亡。**当归（酒洗，二钱、生地、熟地、白芍（炒）、黄芩（酒炒）、秦艽各一钱，防风、甘草各五分。

活血润燥生津饮<small>丹溪</small>**，二冬熟地兼瓜蒌。桃仁红花及归芍，利秘通幽善泽枯。**熟地、当归、白芍各一钱，天冬、麦冬、瓜蒌各八分，桃仁（研）、红花各五分。

韭汁牛乳饮<small>丹溪</small>**反胃滋，养荣散瘀润肠奇。五汁安中饮，**张任侯**姜梨藕，三般加入用随宜。**牛乳半斤，韭菜汁少许，滚汤顿服，名韭汁牛乳饮。牛乳六分，韭汁、姜汁、藕汁、梨汁各一分，和服，名五汁安中饮，并治噎膈。反胃噎膈，由火盛血枯，或有瘀血寒痰，阻滞胃口，故食入反出也。牛乳润燥养血为君，韭汁、藕汁消瘀益胃，姜汁温胃散痰，梨汁消痰降火，要审症用之。或加陈酒亦佳，以酒乃米成也。

润肠丸<small>东垣</small>**用归尾羌，桃仁麻仁及大黄。**归尾、羌活、大黄各五钱，桃仁、火麻仁各一两，蜜丸。归尾、桃仁润燥活血，羌活散火搜风，大黄破结通幽，麻仁润肠利窍。**或加艽防皂角子，**风湿加秦艽、防风、皂角子（烧存性，研）。皂子得湿则滑，善通便秘，艽、防治风。**风秘血秘善通肠。**治风燥、血燥致大肠秘。

通幽汤<small>东垣</small>**中二地俱，桃仁红花归草濡。升麻升清以降浊，**清阳不升，则浊阴不降，故大便不通。生地、熟地各五分，桃仁（研）、红花、当归身、甘草（炙）、升麻各一钱。**噎塞便秘此方需。有加麻仁大黄者，当归润肠汤名殊。**以上药皆润燥通肠。

搜风顺气**丸大黄蒸**，郁李麻仁山药增。防独车前及槟枳，
菟丝牛膝山茱仍。中风风秘及气秘，肠风下血总堪凭。大黄
（九蒸九晒）五两，火麻仁、郁李仁（去皮）、山药（酒蒸）、车前子、
牛膝（酒蒸）、山茱肉各三两，菟丝子（酒浸）、防风、独活、槟榔、枳
壳（麸炒）各一两，蜜丸。防、独润肾搜风，槟、枳顺气破滞，大黄经
蒸晒则性稍和缓，同二仁滑利，润燥通幽。牛膝、车前下行利水，加山
药、山茱、菟丝固本益阳，不使过于攻散也。

消渴方**丹溪中花粉连**，藕汁生**地汁牛乳研**。粉、连研为末，
诸汁调研。**或加姜汁蜜为膏服**，泻火生津益血痊。黄连泻心火，
生地滋肾水，藕汁益胃，花粉生津，牛乳润燥益血。

白茯苓丸治肾消，花粉黄连草薢调。二参熟地覆盆子，石
斛蛇床腜胜要。腜胜，音皮鸥，即鸡肫皮也。茯苓、花粉、黄连、萆
薢、人参、玄参、熟地黄、覆盆子各一两，石斛、蛇床子各七钱半，鸡
肫皮三十具（微炒），蜜丸，磁石汤下。黄连降心火，石斛平胃热，熟
地、玄参生肾水，覆盆、蛇床固肾精，人参补气，花粉生津，茯苓交心
肾，萆薢利湿热，腜胜治膈消，磁石色黑属水，假之入肾也。

猪肾荠苨汤，《千金》参茯神，知芩葛草石膏因。磁石天花
同黑豆，强中消渴此方珍。下消之证，茎长兴盛，不交精出，名强
中。缘服邪术热药而毒盛也。猪肾一具，大豆一升，荠苨、人参、石膏
各三两，磁石（绵裹）、茯神、知母、黄芩、葛根、甘草、花粉各二两。
先煮豆、肾，去滓，以药分三服。知、芩、石膏以泻邪火，人参、甘草
以固正气，葛根、花粉以生津，荠苨、黑豆最能解毒，磁石、猪肾引之
入肾也。

地黄饮子《易简》参芪草，二地二冬枇斛参。泽泻枳实疏
二腑，躁烦消渴血枯含。人参、黄芪、甘草（炙）、天冬、麦冬、生
地、枇杷叶（蜜炙）、石斛、泽泻、枳实（麸炒），每服二钱。参、芪、
甘草以补其气，气能生水，二地、二冬以润其燥，润能益血，石斛平
胃，枇杷补气，泽泻泻膀胱之火，枳实宣大肠之滞，使二腑清，则心、
肺二脏之气得以下降，而渴自止。

酥蜜膏酒《千金》用饴糖，二汁百部及生姜。杏枣补脾兼
润肺，声嘶气惫酒温尝。酥蜜、饴糖、枣肉、杏仁（细研）、百部
汁、生姜汁，共煎一炊，久如膏，温酒细细咽服之。

清燥汤，东垣二术与黄芪，参苓连柏草陈皮。猪泽升柴五

味曲，麦冬归地痿方推。治肺金受湿热之邪，痿躄喘促，口干便赤。黄芪钱半，苍术（炒）一钱，白术（炒）、陈皮、泽泻各五分，人参、茯苓、升麻各三分，当归（酒洗）、生地、麦冬、甘草（炙）、神曲（炒）、黄柏（酒炒）、猪苓各二分，柴胡、黄连（炒）各一分，五味九粒，煎。肺属辛金，主气；大肠为庚金，主津。燥金受湿热之邪，则寒水生化源绝，而痿楚喘渴诸症作矣。参、芪、苓、术、陈、草补土以生金，麦、味保金而生水，连、柏、归、地泻火滋阴，猪、泽、升、柴升清降浊，则燥金肃清，水出高原，而诸病平矣。此方不尽润药，因有清燥二字，故附记于此。然东垣所云清燥者，盖指肺与大肠为燥金也。

泻火之剂二十七首、附方九

黄连解毒汤毒即火热也四味，黄柏黄芩栀子备，等分。躁狂大热呕不眠，吐血衄鼻血，音女六切斑黄均可使。若云三黄石膏汤，再加麻黄及淡豉。见表里。此为伤寒温毒盛，三焦表里相兼治。栀子金花丸加大黄，黄芩、黄柏、黄连、栀子、大黄，水丸。润肠泻热真堪倚。

附子泻心汤，仲景用三黄，寒加热药以维阳。芩、连各一两，大黄二两，附子一枚（炮）。恐三黄重损其阳，故加附子。痞乃热邪寒药治，伤寒痞满，从外之内，满在胸而不在胃，多属热邪，故宜苦泻。若杂病之痞，从内之外，又宜辛热。恶寒加附始相当。经曰：心下痞，按之软，关脉浮者，大黄黄连泻心汤。心下痞而复恶寒，汗出者，附子泻心肠。大黄附子汤同意，温药下之妙异常。大黄、细辛各二两，附子一枚（炮）。《金匮》阳中有阴，宜以温药下其寒，后人罕识其旨。

半夏泻心汤，仲景黄连芩，干姜甘草与人参。大枣和之治虚痞，法在降阳而和阴。半夏半斤，黄连一两，干姜、黄芩、甘草（炙）、人参各三两，大枣十二枚。治伤寒下之早，胸满而不痛者，为痞；身寒而呕，饮食不下，非柴胡证。凡用泻心者，多属误下，非传经热邪。否而不泰为痞。泻心者，必交阴阳；通上下者，必和其中，故用参、甘、大枣。

白虎汤仲景用石膏偎，知母甘草粳米陪。石膏一斤，知母六两，甘草二两，粳米六合。亦有加入人参者，名人参白虎汤。燥烦热渴舌生苔。白虎，西方金神。此方清肺金而泻胃火，故名。然必实热方可用之，或有血虚身热，脾虚发热及阴盛格阳，类白虎汤证，误投之，不可救也。按：白虎证脉洪大有力，类白虎证脉大而虚，以此为辨。又当观小便，赤者为内热，白者为内寒也。

竹叶石膏汤仲景人参，麦冬半夏竹叶灵。甘草生姜兼粳米，暑烦热渴脉虚寻。竹叶二把，石膏一斤，人参三两，甘草（炙）三两，麦冬一升，半夏、粳米各半升，加姜煎。治伤寒解后，呕渴少气。竹叶、石膏之辛寒，以散余热；参、甘、粳、麦之甘平，以补虚生津；姜、夏之辛温，以豁痰止呕。

升阳散火汤，东垣**葛升柴，羌独防风参芍侪。生炙二草加姜枣，阳经火郁发之佳。**柴胡八钱，葛根、升麻、羌活、独活、白芍各五钱，防风二钱半，炙甘草三钱，生甘草二钱，每服五钱，加姜、枣煎。火发多在肝胆之经，以木盛能生火，而二经俱挟相火，故以柴胡散肝为君，羌、防以发太阳之火，升、葛以发阳明之火，独活以发少阴之火。加参、甘者，补土以泄火；加白芍者，泻肝而益脾，但令散中有补，发中有收也。

凉膈散，《局方》**硝黄栀子翘。黄芩甘草薄荷饶。竹叶蜜煎疗膈上，**叶生竹上，故治上焦。**中焦燥实服之消。**连翘四两，大黄（酒浸）、芒硝、甘草各二两，栀子（炒黑）、黄芩（酒炒）、薄荷各一两，为末，每服三钱，加竹叶、生蜜煎。连翘、薄荷、竹叶以升散于上，栀、芩、硝、黄以推泻于下，使上升下行，而膈自清矣。加甘草、生蜜者，病在膈，甘以缓之也。潘思敬曰：仲景调胃承气汤，后人加味一变而为凉膈散，再变而为防风通圣散。

清心莲子饮，《局方》**石莲参，地骨柴胡赤茯苓。芪草麦冬车前子，躁烦消渴及崩淋。**石莲、人参、柴胡、赤茯苓、黄芪各三钱，黄芩（酒炒）、地骨皮、麦冬、车前子、甘草（炙）各二钱。参、芪、甘草补虚泻火，柴胡、地骨退热平肝，黄芩、麦冬清热上焦，赤茯苓、车前利湿下部，中以石莲交其心肾也。

甘露饮，《局方》**两地生、熟与茵陈，芩枳枇杷**黄芩、枳壳、枇杷叶**石斛伦。甘草二冬天、麦平胃热，**等分煎。二地、甘、石斛平脾胃之虚热，清而兼补，黄芩、茵陈折热而去湿，枳壳、枇杷抑气而降火。**桂苓犀角可加均。**加茯苓、肉桂，名桂苓甘露饮。《本事方》加犀角，通治胃中之湿热，口疮吐衄。

清胃散东垣**用升麻黄连，当归生地牡丹全。或益石膏平胃热，口疮吐衄**口血、鼻血及**牙宣**齿龈出血。黄连泻心火，亦泻脾火，丹皮、生地平血热，当归引血归经，石膏泻阳明之火，升麻升阳明之清。昂按：古人治血，多用升麻。然上升之药，终不可轻施。

泻黄散**甘草与防风，石膏栀子藿香充。炒香蜜酒调和服，胃热口疮并见功。**防风四两，甘草二两，黑栀子一两，藿香七钱，石膏五钱。栀子、石膏泻肺胃之火，藿香辟恶调中，甘草补脾泻热。重用防风者，能发脾中伏火，又能于土中泻木也。

钱乙泻黄散升防芷，芩夏石斛同甘枳。亦治胃热及口疮，火郁发之斯为美。升麻、防风、白芷各钱半，黄芩、枳壳、半夏、石斛各一钱，甘草七分。升、防、白芷以散胃火，芩、夏、枳壳以清热开郁，石斛、甘草以平胃调中。

泻白散，钱乙**桑皮地骨皮，甘草粳米四般宜。**桑白皮、地骨皮各一钱，甘草五分，粳米百粒。桑皮泻肺火，地骨退虚热，甘草补土生金，粳米和中清肺。李时珍曰：此泻肺诸方之准绳也。**参茯知芩皆可入，**人参、茯苓、知母、黄芩听加，**名加减泻白散。肺炎喘嗽此方施。**

泻青丸钱乙**用龙胆栀，下行泻火大黄资。羌防升上芎归润，火郁肝经用此宜。**龙胆草、黑栀子、大黄（酒蒸）、羌活、防风、川芎、当归（酒洗），等分，蜜丸，竹叶汤下。羌、防引火上升，栀、胆、大黄抑火下降，芎、归养肝血而润肝燥。

龙胆泻肝汤，《局方》**栀芩柴，生地车前泽泻偕。木通甘草当归合，肝经湿热力能排。**胆草（酒炒）、栀子（酒炒）、黄芩（酒炒）、生地（酒炒）、柴胡、车前子、泽泻、木通、当归、甘草（生用）。龙胆、柴胡泻肝胆之火，黄芩、栀子泻肺与三焦之热，以佐之泽泻泻肾经之湿，木通、车前泻小肠、膀胱之湿，以佐之归、地养血补肝，甘草缓中益胃，不令苦寒过于泄下也。

当归龙荟丸，《宣明》**用四黄，龙胆芦荟木麝香。黑栀青黛姜汤下，一切肝火尽能攘。**当归（酒洗）、胆草（酒洗）、栀子（炒黑）、黄连（酒炒）、黄柏（酒炒）、黄芩（酒炒）各一两，大黄（酒浸）、青黛（水飞）、芦荟各五钱，木香二钱，麝香五分，蜜丸，姜汤下。肝木为生火之原，诸经之火因之而起，故以青黛、龙胆入木经而直折之，而以大黄、芩、连、栀、柏通平上下三焦之火也。芦荟大苦、大寒，气臊入肝。恐诸药过于寒泻，故用当归养血补肝，用姜汤辛温为引。加木、麝者，取其行气通窍也。然非实热，不可轻投。

左金丸，丹溪**茱连六一丸，肝经火郁吐吞酸。**黄连六两（姜汁炒），吴茱萸一两（盐汤泡），亦名茱连丸。肝实则作痛，或呕酸。心为肝子，故用黄连泻心清火，使火不克金，则金能制木而肝平矣。吴茱萸能入厥阴行气解郁，又能引热下行，故以为反佐。寒者正治，热者反治，使之相济以立功也。左金者，使肺右之金得行于左而平肝也。**再加**

芍药名戊己丸，热泻热痢服之安。戊为胃土，己为脾土，加芍药伐肝安脾，使木不克土。连附六一汤治胃痛，寒因热用理一般。黄连六两，附子一两，亦反佐也。

导赤散，钱乙生地与木通，甘草梢竹叶四般攻。口糜淋痛小肠火，引热同归小便中。等分煎。生地凉心血，竹叶清心气，木通泻心火入小肠，草梢达肾茎而止痛。

清骨散用银柴胡，胡连秦艽鳖甲符。地骨青蒿知母草，骨蒸劳热保无虞。银柴胡钱半，胡黄连、秦艽、鳖甲（童便炙）、地骨皮、青蒿、知母各一钱，甘草（炙）五分。地骨、胡连、知母以平内热，柴胡、青蒿、秦艽以散表邪，引诸药入骨而补阴，甘草和诸药而泻火。

普济消毒饮，东垣芩连鼠，玄参甘桔蓝根侣。升柴马勃连翘陈，僵蚕薄荷为末咀。黄芩（酒炒）、黄连（酒炒）各五钱，人参、甘草（生用）、桔梗、柴胡、陈皮（去白）各二钱，鼠粘子、板蓝根、马勃、连翘、薄荷各一钱，僵蚕、升麻各七分，末服，或蜜丸噙化。或加人参及大黄，虚者加人参，便秘加大黄。大头天行力能御。大头天行，亲戚不相访，问染者多不救。原文曰：芩、连泻心肺之火为君，玄参、陈皮、甘草泻火补肺为臣，连翘、薄荷、鼠粘、蓝根、僵蚕、马勃散肿消毒定喘为佐，升麻、柴胡散阳明、少阳二经之阳，桔梗为舟楫，不令下行为载。李东垣曰：此邪热客心肺之间，上攻头面为肿，以承气汤泻之，是为诛伐无过，遂处此方，全活甚众。

清震汤河间治雷头风，升麻苍术两般充。二味，《局方》名升麻汤。荷叶一枚升胃气，邪从上散不传中。头面肿痛疙瘩，名雷头风，一云头如雷鸣。东垣曰：邪在三阳，不可过用寒药重剂误伐无过，处清震汤升阳解毒，盖取震为雷之义。

桔梗汤《济生》中用防己，桑皮贝母瓜蒌子。甘枳当归薏杏仁，黄芪百合姜煎此。桔梗、防己、瓜蒌、贝母、当归、枳壳、薏苡仁、桑白皮各五分，黄芪七分，杏仁、百合、甘草各三分，姜煎。肺痈吐脓或咽干，便秘大黄可加使。一方有人参，无枳壳。黄芪补肺气，杏仁、薏仁、桑皮、百合补肺清火，瓜蒌、贝母润肺除痰，甘、桔开提气血，利膈散寒，防己散肿除风，泻湿清热，当归以和血，枳壳以利其气。

清咽太平丸薄荷芎，柿霜甘桔及防风。犀角蜜丸治热膈，早间咯血频常红。两颊，肺肝之部。早间，寅卯木旺之时。木盛生火，来克肺金。薄荷十两，川芎、柿霜、甘草、防风、犀角各二两，桔梗三两，蜜丸。川芎，血中气药，散瘀升清；防风，血药之使，搜肝泻肺。薄荷理血散热，清咽除蒸，犀角凉心清肝，柿霜生津润肺，甘草缓炎上之火势，桔梗载诸药而上浮。

清斑青黛饮，陶节庵栀连犀，知母玄参生地齐。石膏柴胡人参甘草，便实参去大黄跻。去人参，加入大黄。姜枣煎加一匙醋，阳邪里实此方稽。发斑虽由胃热，亦诸经之火有以助之。青黛、黄连清肝火，栀子清胃火。引以柴胡，使达肌表；使以姜、枣，以和营卫。热毒入里，亦由胃虚，故以人参、甘草益胃。加醋者，酸以收之也。

辛夷散严氏里藁本防风，白芷升麻与木通。芎细川芎、细辛甘草茶调服，鼻生息肉此方攻。肺经湿热，上蒸于脑，入鼻而生息肉，犹湿地得热而生芝菌也。诸药等分，末服三钱。辛夷、升麻、白芷能引胃中清阳上行头脑，防风、藁本能入巅顶燥湿祛风，细辛散热通窍，川芎散郁疏肝，木通、茶清泻火下行，甘草甘平，缓其辛散也。

苍耳散陈无择中用薄荷，辛夷白芷四般和。葱茶调服疏肝肺，清升浊降鼻渊瘥。苍耳子（炒）二钱半，薄荷、辛夷各五钱，白芷一两，末服。凡头面之疾，皆由清阳不升，浊阴逆上所致。浊气上烁于脑，则鼻流浊涕为渊。数药升阳通窍，除湿散风，故治之也。

妙香散，王荆公山药与参芪，甘桔二茯远志随。少佐辰砂木香麝，惊悸郁结梦中遗。山药二两（乳汁炒），人参、黄芪（蜜炙）、茯苓、茯神、远志（炒）各一两，桔梗、甘草各三钱，辰砂二钱，木香二钱半，麝香一钱，为末，每服二钱，酒下。山药固精，参、芪补气，远志、二茯清心宁神，桔梗、木香疏肝清肺，丹、麝镇心，散郁辟邪，甘草补中，协和诸药，使精、气、神相依，邪火自退。不用固涩之药，为泄遗良剂，以其安神利气，故亦治惊悸郁结。

除痰之剂 十首、附方五

二陈汤《局方》**用半夏陈，益以茯苓甘草臣。**半夏（姜制）二钱，陈皮（去白）、茯苓各一钱，甘草五分，加姜煎。**利气调中兼去湿，一切痰饮此为珍。**陈皮利气，甘草和中，苓、夏除湿，气顺湿除，痰饮自散。**导痰汤内加星枳，顽痰胶固力能驯。**加胆星以助半夏，加枳实以成冲墙倒壁之功。**若加竹茹与枳实，汤名温胆可宁神。**二陈汤加竹茹、枳实，名温胆汤，治胆虚不眠。**润下丸**丹溪**仅陈皮草，利气祛痰妙绝伦。**陈皮（去白）八两，盐五两（水浸洗），甘草二两（蜜炙），蒸饼糊丸，姜汤下。或将陈皮盐水煮晒，同甘草为末，名二贤散，不可多服，恐损元气。

涤痰汤严氏**用半夏星，甘草橘红参茯苓。竹茹菖蒲兼枳实，痰迷舌强服之醒。**治中风痰迷心窍，舌强不能言。半夏（姜制）、胆星各二钱半，橘红、枳实、茯苓各三钱，人参、菖蒲各一钱，竹茹七分，甘草五分，加姜煎。此即导痰汤加人参扶正，菖蒲开痰，竹茹清金。

青州白丸星夏并，白附川乌俱用生。晒露糊丸姜薄引，风痰瘫痪小儿惊。半夏（水浸生衣）七两，南星、白附子各二两，川乌（去皮脐）五钱。四味俱生用，为末，袋盛，水摆出粉，再擂再摆，以尽为度。瓷盆盛贮，日晒夜露，春五、夏三、秋七、冬十日，糯米糊丸，姜汤下。瘫痪，酒下；惊风，薄荷汤下。痰之主也，由于风寒湿。星、夏辛温，祛痰燥湿；乌、附辛热，散寒逐风。浸而曝之，杀其毒也。

清气化痰丸星夏橘，杏仁枳实瓜蒌实。芩苓姜汁为糊丸，气顺火消痰自失。**半夏（姜制）、胆星各两半，橘红、枳实（麸炒）、杏仁（去皮尖）、瓜蒌仁（去油）、黄芩（酒炒）、茯苓各一两，姜制，糊丸，淡姜汤下。气能发火，火能生痰。陈、杏降逆气，枳实破滞气，芩、瓜平热气，星、夏燥湿气，茯苓行水气。水湿火热，皆生痰之本也，故化痰必以清气为先。

顺气消食化痰丸瑞竹堂，**青皮星夏莱菔子攒。曲麦山楂葛杏附，蒸饼为糊姜汁搏。**半夏（姜制）、胆星各一斤，陈皮（去白）、青皮、苏子、沉香（水炒）、莱菔子、生姜、麦芽（炒）、神曲

（炒）、山楂（炒）、葛根、杏仁（去皮尖，炒）、香附（醋炒）各一两，姜汁和，蒸饼为糊丸。痰由湿生，星、夏燥湿；痰因气升，苏子、杏仁降气；痰因气滞，青、陈、香附导滞；痰生于酒食，曲、葛解酒，楂、麦消食。湿去食消，则痰不生，气顺则喘满自止矣。

滚痰丸王隐君**用青礞石，大黄黄芩沉木香。百病多因痰作祟，顽痰怪证力能匡。**青礞石一两（用焰硝一两，同入瓦罐，盐泥固济，煅至石色如金为度），大黄（酒蒸）、黄芩（酒洗）各八两，沉香五钱，为末，水丸，姜汤下，量虚实服。礞石慓悍，能攻陈积伏匿之痰；大黄荡热实，以开下行之路；黄芩凉心肺，以平上僭之火；沉香能升降诸气，以导诸药，为使。然非实体，不可轻投。

金沸草散《活人》**前胡辛，半夏荆甘赤茯因。煎加姜枣除痰嗽，肺感风寒头目颦。**旋覆花、前胡、细辛各一钱，半夏五分，荆芥钱半，甘草（炙）三分，赤茯苓六分。风热上壅，故生痰作嗽。荆芥发汗散风，前胡、旋覆消痰降气，半夏燥痰散逆，甘草发散缓中，细辛温经，茯苓利湿，用赤者，入血分而泻丙丁也。**局方**金沸草散**不用细辛茯，加入麻黄赤芍均。**治同。

半夏天麻白术汤东垣，**参芪橘柏及干姜。苓泻麦芽苍术曲，太阴痰厥头痛良。**半夏、麦芽各钱半，白术、神曲（炒）各一钱，人参、黄芪、陈皮、苍术、茯苓、泽泻、天麻各五分，干姜三分，黄柏（酒洗）二分。痰厥，非半夏不能除；风虚，非天麻不能定。二术燥湿益气，参、芪泻火补中，陈皮调气升阳，苓、泻泻热导水，曲、麦化滞助脾，干姜以涤中寒，黄柏以泻在泉少火也。

常山饮《局方》**中知贝取，乌梅草果槟榔聚。姜枣酒水煎露之，劫痰截疟功堪诩。**常山（烧酒炒）二钱，知母、贝母、草果（煨）、槟榔各一钱，乌梅二个，一方加穿山甲、甘草。疟未发时，面东温服。知母治阳明独胜之热，草果治太阴独胜之寒，二经和则阴阳不致交争矣。常山吐痰行水，槟榔下气破积，贝母清火散痰，乌梅敛阴退热。须用在发散表邪及提出阳分之后为宜。

截疟七宝饮，《易简》**常山果，槟榔朴草青陈多。水酒合煎露一宵，阳经实疟服之妥。**常山（酒炒）、草果（煨）、槟榔、厚朴、青皮、陈皮、甘草等分，水、酒各半煎。露之发日早晨，面东温服，常山吐痰，槟榔破积，陈皮利气，青皮伐肝，厚朴平胃，草果消膏粱之痰。加甘草，入胃佐常山引吐也。

收涩之剂 九首、附方二

金锁固精丸芡莲须，龙骨蒺藜牡蛎需。莲粉为糊丸盐酒下，涩精秘气滑遗无。芡实（蒸）、莲蕊须、沙苑蒺藜（炒）各二两，龙骨（酥炙）、牡蛎（盐水煮一日夜，煅粉）各一两，莲子粉为糊丸，盐汤吞服，或酒下。芡实固精补脾，牡蛎涩精清热，莲子交通心肾，蒺藜补肾益精，龙骨、莲须皆固精收脱之品。

茯菟丹《局方》疗精滑脱，菟苓五味石莲末。酒煮山药为糊丸，亦治强中及消渴。强中者，下消之人，茎长兴盛，不交精出也。菟丝子十两（酒浸），五味子八两，白茯苓、石莲各三两，山药六两，酒煮为糊丸。漏精，盐汤下；赤浊，灯心汤下；白浊，茯苓汤下；消渴，米饮下。菟丝强阴益阳，五味涩精生水，石莲清心止浊，山药利湿固脾，茯苓甘淡而渗，于补之中能泄肾邪也。

治浊固本丸莲蕊须，砂仁连柏二苓俱。益智半夏同甘草，清热利湿固兼驱。固本之中，兼利湿热，莲须、黄连（炒）各二两。砂仁、黄柏、益智仁、半夏（姜制）、茯苓各一两，猪苓二两，甘草（炙）三钱。精浊多由湿热与痰，连、柏清热，二苓利湿，半夏除痰。湿热多由郁滞，砂、智利气，兼能固肾强脾。甘草补土和中，莲须则涩以止脱也。

诃子散东垣用治寒泻，炮姜粟壳橘红也。诃子（煨）七分，炮姜六分，罂粟壳（去蒂，蜜炙）、橘红各五分，末服。粟壳固肾涩肠，诃子收脱住泻，炮姜逐冷补阳，陈皮升阳调气。**河间诃子散木香诃草连，仍用术芍煎汤下。**诃子一两半（生煨），木香五钱，黄连三钱，甘草二钱，为末煎，白术白芍汤调服。久泻，用此止之，不止者，加入厚朴二钱。**二方药异治略同，亦主脱肛便血者。**

桑螵蛸散寇宗奭治便数，参苓龙骨同龟壳。菖蒲远志及当归，补肾宁心健忘觉。桑螵蛸（盐水炒）、茯苓（一用茯神）、龙骨（煅）、龟板（酥炙）、菖蒲（盐炒）、远志、当归等分，为末，临卧服二钱，人参汤下。治小便数而欠，补心虚，安神。虚则便数，故以人参、螵蛸补之；热则便欠，故以龟板滋之，当归润之。菖蒲、茯苓、远志，并能清心热而通心肾，使心脏行，则小肠之腑自宁也。

真人养脏汤，罗谦甫**诃粟壳，肉蔻当归桂木香。术芍参甘为涩剂，脱肛久痢早煎尝。**诃子（面裹煨）一两二钱，罂粟壳（去蒂，蜜炙）三两六钱，肉豆蔻（面裹煨）五钱，当归、白术（炒）、白芍（酒炒）、人参各六钱，木香二两四钱，桂八钱，生甘草一两八钱，每服四钱。脏寒甚加附子，一方无当归，一方有干姜。脱肛由于虚寒，参、术、甘草以补其虚，官桂、豆蔻以温其寒。木香调气，当归和血，芍药酸以收敛，诃子、粟壳涩以止脱。

当归六黄汤治汗出，醒而汗出曰自汗，寐而汗出曰盗汗。**芪柏芩连生熟地。**当归、黄柏、黄连、黄芩、二地等分，黄芪加倍。**泻火固表复滋阴，**汗由阴虚，归、地以滋其阴；汗由火扰，黄芩、柏、连以泻其火；汗由表虚，倍用黄芪，以固其表。**加麻黄根功更异。**李时珍曰：麻黄根走表，能引诸药至卫分而固腠理。**或云此药太苦寒，胃弱气虚在所忌。**

柏子仁丸人参术，麦麸牡蛎麻黄根。再加半夏五味子，阴虚盗汗枣丸吞。柏子仁（炒研去油）二两，人参、白术、牡蛎（煅）、麻黄根、半夏、五味子各一两，麦麸五钱，枣肉丸，米饮下。心血虚则卧而汗即出，柏仁养心宁神，牡蛎、麦麸凉心收脱，五味敛汗，半夏燥湿，麻黄根专走肌表，引参、术以固卫气。

阳虚自汗牡蛎散，黄芪浮麦麻黄根。牡蛎（煅研）、黄芪、麻黄根各一钱，浮小麦百粒，煎。牡蛎、浮麦凉心止汗，黄芪、麻黄根走肌表而固卫。**扑法芎藁牡蛎粉，**扑汗法：白术、藁本、川芎各二钱半，糯米粉两半，为末，袋盛，周身扑之。**或将龙骨牡蛎扪。**龙骨、牡蛎为末，合糯米粉等分，亦可扑汗。

杀虫之剂二首

乌梅丸仲景用细辛桂，人参附子椒姜继。黄连黄柏及当归，温脏安蛔寒厥剂。乌梅三百个（醋浸蒸），细辛、桂枝、附子（炮）、人参、黄柏各六两，黄连一斤，干姜十两，川椒（去汗）、当归各四两，治伤寒厥阴证，寒厥吐蛔。虫得酸则伏，故用乌梅；得苦则安，故用连、柏；蛔因寒而动，故用附子。程郊倩曰：名曰安蛔，实是安胃，故仲景云并主下痢。

化虫丸鹤虱及使君，槟榔芜荑苦楝群，白矾胡粉糊丸服，肠胃诸虫永绝氛。槟榔、鹤虱、苦楝根（东引者）、胡粉（炒）各一两，使君子、芜荑各五钱，枯矾一钱半，面糊丸，亦可末服。数药皆杀虫之品，单服尚可治之，汇萃为丸，而虫焉有不死者乎！

痈疡之剂 六首、附方二

　　真人活命饮**金银花，防芷归陈草节加。贝母天花兼乳没，穿山角刺酒煎嘉。**金银花二钱，当归（酒洗）、陈皮（去白）各钱半，防风七分，白芷、甘草节、贝母、天花粉、乳香各一钱，没药五分，二味另研。候药熟，下皂角刺五分，穿山甲三大片（锉，蛤粉炒，去粉用），好酒煎服，恣饮尽醉。忍冬、甘草散热解毒，痈疮圣药，花粉、贝母清痰降火，防风、白芷燥湿排脓，当归和血，陈皮行气，乳香托里护心，没药散瘀消肿，山甲、角刺透经络而溃坚，加酒以行药势也。**一切痈疽能溃散，**已成者溃，未成者散。**溃后忌服用毋差。大黄便实可加使，铁器酸物勿沾牙。**

　　金银花酒加甘草，奇疡恶毒皆能保。金银花五两（生者更佳），甘草一两，水煎一日一夜，服尽。**护膜须用蜡矾丸，**黄蜡二两，白矾一两，熔化为丸，酒服十丸，加至百丸则有力，使毒不攻心。一方加雄黄，名雄矾丸，蛇咬尤宜服之。**二方均是疡科宝。**

　　托里十补散，即《局方》十宣散**参芪芎，归桂白芷及防风。甘桔厚朴酒调服，痈疡脉弱赖之充。**人参、黄芪、当归各二钱，川芎、桂心、白芷、防风、甘草、桔梗、厚朴各一钱，热酒调服。参、芪补气，当归和血，甘草解毒，防风发表，厚朴散满，桂枝、桔梗排脓，表里气血交治，共成内托之功。

　　托里温中汤，孙彦和**姜附羌，茴木丁沉共四香。陈皮益智兼甘草，寒疡内陷呕泻良。**附子（炮）四钱，炮姜、羌活各三钱，木香钱半，茴香、丁香、沉香、益智仁、陈皮、甘草各二钱，加姜五片煎。治疮疡变寒内陷，心痞便溏，呃逆昏瞆。疡寒内陷，故用姜附温中助阳，羌活通关节，炙草益脾元，益智、丁、沉以止呃进食，茴、木、陈皮以散满除痞。此孙彦和治王伯禄臂疡，盛夏用此，亦舍时从证之变法也。

　　托里定痛汤四物兼，地黄、川芎、当归、白芍。**乳香没药桂心添。再加蜜炒罂粟壳，溃疡虚痛去如拈。**罂粟壳收涩，能止诸痛；四物活血，托里充肌，乳香能引毒气外出，不致内攻，与没药并能消肿止痛。

　　散肿溃坚汤，东垣**知柏连，花粉黄芩龙胆宣。升柴翘葛兼甘桔，归芍棱莪昆布全**。黄芩八钱半（酒炒半生用），知母、黄柏（酒炒）、花粉、胆草（酒炒）、桔梗、昆布各五钱，柴胡四钱，升麻、连翘、甘草（炙）、三棱（酒炒）、莪术（酒洗炒）各三钱，葛根、归尾（酒洗）、白芍（酒炒）各二钱，每服五、六钱，先浸后煎。连翘、升、葛解毒升阳，甘、桔、花粉排脓利膈，归、芍活血，昆布散痰，棱、莪破血行气，龙胆、知、柏、芩、连大泻诸经之火也。

经产之剂十二首、附方二十二

妇人诸病与男子同，惟行经妊娠，则不可以例治，故立经产一门。

海藏妊娠六合汤，四物为君妙义长。当归、地黄、川芎、白芍。**伤寒表虚地骨桂，**表虚自汗，发热恶寒，头痛脉浮，四物四两加桂枝、地骨皮各七钱，二药解肌实表，名表虚六合汤。**表实细辛兼麻黄。**头痛身热，无汗脉紧，四物四两加细辛、麻黄各五钱，二药温经发汗，名表实六合汤。**少阳柴胡黄芩入，**寒热胁痛，心烦喜呕，口苦脉弦，为少阳证。加柴胡解表，黄芩清里，名柴胡六合汤。**阳明石膏知母藏。**大热烦渴，脉大而长，为阳明证，加白虎汤清肺泻胃，名石膏六合汤。**小便不利加苓泻，**加茯苓、泽泻利水，名茯苓六合汤。**不眠黄芩栀子良。**汗下后不得眠，加黄芩、栀子养阴除烦，名栀子六合汤。**风湿防风与苍术，**兼风兼湿，肢节烦痛，心热脉浮，加防风搜风、苍术燥湿，名风湿六合汤。**发斑蕴毒升翘将。**下后不愈，蕴毒发斑如锦纹者，加升麻、连翘散火解毒，名升麻六合汤。**胎动血漏名胶艾，**伤寒汗下后，胎动漏血，加阿胶、艾叶养血安胎，名胶艾六合汤。**虚痞朴实颇相当。**胸满痞胀，加厚朴、枳实炒，散满消痞，名朴实六合汤。**脉沉寒厥亦桂附，**身冷拘急，腹痛脉沉，亦有不得已而加附子、肉桂散寒回阳者，名附子六合汤。**便秘蓄血桃仁黄。**大便秘，小便赤而脉实数，或膀胱蓄血，亦有加桃仁、大黄润燥通幽者，名大黄六合汤。**安胎养血先为主，余因各症细参详。后人法此治经水，过多过少别温凉。温六合汤加芩术，**加黄芩、白术治经水过多，黄芩抑阳，白术补脾，脾能统血。**色黑后期连附商。**加黄连清热，香附行气，名连附六合汤。**热六合汤栀连益，**加栀子、黄连治血热妄行。**寒六合汤加附姜。**加炮姜、附子治血海虚寒。**气六合汤加陈朴，**加陈皮、厚朴治气郁经阻。**风六合汤加芜羌。**加秦艽、羌活治血虚风痉。**此皆经产通用剂，说与时师好审量。**

胶艾汤《金匮》**中四物先，阿胶艾叶甘草全。**阿胶、川芎、甘草各二两，艾叶、当归各三两，芍药、地黄各四两，酒水煎，内阿胶烊化服。四物养血，阿胶补阴，艾叶补阳，甘草和胃，加酒行经。**妇人良方单胶艾**，亦名胶艾汤。**胎动血漏腹痛痊。**胶艾四物加香附，香附用童便、盐水、酒、醋各浸三日，炒。**方名妇宝丹调经专。**

当归散《金匮》**益妇人妊，术芍芎归及子芩。安胎养血宜常服，产后胎前功效深。**妇人怀妊，宜温服之，临盆易产，自无众疾。当归、川芎、芍药、黄芩各一斤，白术半斤，为末，酒调服。丹溪曰：黄芩、白术，安胎之圣药。盖怀妊宜清热凉血，血不妄行则胎安。黄芩养阴退阳，能除胃热；白术补脾，亦除胃热。脾胃健则能化血养胎，自无半产胎动血漏之患也。

黑神散《局方》**中熟地黄，归芍甘草桂炮姜。蒲黄黑豆童便酒，消瘀下胎痛逆忘。**瘀血攻冲则作痛，胞胎不下，亦由血滞不行。诸药各四两，黑豆（炒去皮）半斤，酒、童便合煎。熟地、归、芍润以濡血，蒲黄、黑豆滑以行血，黑姜、官桂热以动血，缓以甘草，散以童便，行以酒力也。

清魂散《局方》**用泽兰叶，人参甘草川芎协。荆芥理血兼祛风，产中昏晕神魂帖。**泽兰、人参、甘草（炙）各三分，川芎五分，荆芥一钱，酒调下。川芎、泽兰和血，人参、甘草补气。外感风邪，荆芥能疏血中之风。肝藏魂，故曰清魂。

羚羊角散《本事方》**杏薏仁，防独芎归又茯神。酸枣木香和甘草，子痫风中均回春。**羚羊角屑一钱，杏仁、薏仁、防风、独活、川芎、当归、茯神、枣仁（炒）各五分，木香、甘草各二分半，加姜煎。治妊娠中风，涎潮僵仆，口噤搐搦，名子痫。羚羊平肝火，防、独散风邪，枣、茯以宁心神，芎、归以和血，杏仁、木香以利气，薏仁、甘草以调脾。

当归生姜羊肉汤《金匮》，当归三两，生姜五两，羊肉一斤。**产中腹痛褥劳匡。**产后发热，自汗身痛，名褥劳。腹痛者，瘀血未去，则新血自不生也。**亦有加入参芪者，**气能生血。羊肉辛热，用气血之属以补气血，当归引入血分，生姜引入气分，以生新血。加参、芪者，气血交补也。**千金四物甘桂姜。**《千金》羊肉汤，芎、归、芍、地、甘草、干姜、肉桂，加羊肉煎。

达生散，丹溪。达，小羊也，取其易生**紫苏大腹皮，参术甘陈归芍随。再加葱叶黄杨脑，孕妇临盆先服之。**大腹皮三钱，紫苏、人参、白术（土炒）、陈皮、当归（酒洗）、白芍（酒洗）各一钱，甘草（炙）三钱，青葱五叶，黄杨脑七个，煎。归、芍以益其血，参、术以补其气，陈、腹、苏、葱以疏其壅。不虚不滞，产自无难矣。**若将川芎易白术，名紫苏饮子**严氏**子悬宜**。胎气不和，上冲心腹，名子悬。

妊娠转胞参术饮丹溪，转胞者，气血不足，或痰饮阻塞，胎为胞逼，压在一边，故脐下急痛，而小便或数或闭也。**芎芍当归熟地黄。炙草陈皮留白兼半夏，气升胎举自如常**。此即人参汤除茯苓，加陈皮、半夏以除痰，加姜煎。

牡丹皮散《妇人良方》**延胡索，归尾桂心赤芍药。牛膝棱莪酒水煎，气行瘀散血瘕削**。瘀血凝聚则成瘕。丹皮、延胡索、桂心各三分，赤芍、牛膝、莪术各六分，三棱四分，酒、水各半煎。桂心、丹皮、赤芍、牛膝以行其血，三棱、莪术、归尾、延胡索兼行血中气滞、气中血滞，则结者散矣。

固经丸《妇人良方》**用龟板君，黄柏樗皮香附群。黄芩芍药酒丸服，漏下崩中色黑殷**。治经多不止，色紫黑者，属热。龟板（炙）四两，黄柏（酒炒）、芍药（酒炒）各二两，樗皮（炒）、香附（童便浸炒）各两半，黄芩（酒炒）二两，酒丸。阴虚不能制胞络之火，故经多。龟板、芍药滋阴壮水，黄芩清上焦，黄柏泻下焦，香附辛以散郁，樗皮涩以收脱。

柏子仁丸《良方》**熟地黄，牛膝续断泽兰芳。卷柏加之通血脉，经枯血少肾肝匡**。柏子仁（去油）、牛膝（酒浸）、卷柏各五钱，熟地一两，续断、泽兰各三两，蜜丸，米饮下。经曰：心气不得下降，则月事不来。柏子仁安神养心，熟地、续断、牛膝补肝益肾，泽兰、卷柏活血通经。

附便用杂方三首

　　望梅丸讱庵**用盐梅肉，苏叶薄荷与柿霜。茶末麦冬糖共捣，旅行赍服胜琼浆。**盐梅肉四两，麦冬（去心）、薄荷叶（去梗）、柿霜、细茶各一两，紫苏叶（去梗）五钱，为极细末，白霜糖四两，共捣为丸，鸡子大。旅行带之，每含一丸，生津止渴，加参一两尤妙。

　　骨灰固齿牙散**猪羊骨，腊月腌成煅研之。骨能补骨咸补肾，坚牙健啖老尤奇。**用腊月腌猪羊骨，火煅，细研，每晨擦牙，不可间断。至老而其效益彰，头上齿骨亦佳。

　　软脚散中芎芷防，细辛四味研如霜。轻撒鞋中行远道，足无针疱汗皆香。防风、白芷各五钱，川芎、细辛各二钱半，为末。行远路者。撒少许于鞋内，步履轻便。不生针疱，足汗皆香。

小儿稀痘方一首、附方三

稀痘神米以功丹三种豆，粉草细末竹筒装。腊月厕中浸洗净，风干配入梅花良。丝瓜藤丝煎汤服，一年一次三年光。用赤小豆、黑豆、绿豆、粉草各一两，细末，入竹筒中。削皮留节，凿孔入药，杉木塞紧，溶蜡封固，浸腊月厕中；一月取出，洗浸，风干。每药一两，腊月梅花片三钱，以雪中花片落地者，不着人手，以针刺取更妙。如急出用，入纸套中略烘即干。儿大者服一钱，小者五分，以霜后丝瓜藤上小藤丝煎汤，空腹服。忌荤腥十二日，解出黑粪为验。每年服一次，二次可稀，三次永不出矣。又方蜜调忍冬末顾骧宇，不住服之效亦强。金银花为末，糖调，不住服之。更有玄参菟丝子娄江王相公，蜜丸如弹空心尝。白酒调化日二次，菟丝子半斤（酒浸二宿，煮干去皮），玄参四两，共为细末，蜜丸，弹子大，白酒调下，每日二次。或加犀麦生地黄。又方加生地、麦冬四钱，犀角二两。此皆验过稀痘法，为力简易免仓皇。

医学三字经

清·陈念祖

小　引

　　童子入学，塾师先授以《三字经》，欲其便诵也，识途也。学医之始，未定先授何书，如大海茫茫，错认半字罗经，便入牛鬼蛇神之域，余所以有《三字经》之刻也。前曾托名叶天士，取时俗所推崇者以投时好。然书中之奥旨，悉本圣经，经明而专家之伎可废。谢退谷于注韩书室得缮本，惠书千余言，属归本名。幸有同志，今付梓而从其说，而仍名经而不以为僭者，采集经文，还之先圣。海内诸君子，可因此一字而共知所遵，且可因此一字而不病余之作。

嘉庆九年岁次甲子人日陈念祖自题于南雅堂

凡　例

一、是书前曾托名叶天士，今特收回。

二、是书论证治法，悉遵古训，绝无臆说浮谈。以时法列于前，仲师法列于后，由浅入深之意也。

三、坊刻《万病回春》《嵩崖尊生》《古今医统》《东医宝鉴》等书，所列病证，不可谓不详。而临时查对，绝少符合，即有合处，亦不应验，盖以逐末而忘本也。试观《内经》《难经》《伤寒论》《金匮要略》，每证只寥寥数语，何所不包。可知立言贵得其要也。此书如怔忡、头痛、历节诸证，非遗之也。怔忡求之虚痨。头痛有邪，求之伤寒，无邪求之眩晕。虚痨历节，寻其属风属湿属虚而治之。所以寓活法也。

四、学医始基，在于入门。入门正则始终皆正，入门错则始终皆错。是书阐明圣法，为入门之准，不在详备。若得其秘诀，未尝不详备也。有证见于此而治详于彼者，有论此证而彼证合而并论者，有论彼证绝未明言此证而即为此证之金针者。实无他诀，惟其熟而已。熟则生巧，自有左右逢原之妙。

五、论中所列诸方，第三卷、第四卷俱载弗遗，惟《伤寒论》《金匮要略》方非熟读原文不能领会，此书偶有缺而未载者，欲人于原文中寻其妙义。缺之即所以引之也，阅者鉴予之苦心焉。

六、方后附论，或采前言，或录一得，视诸书较见简括，阅者自知。

目　　录

卷 一

医学源流第一

医之始　本岐黄

黄，黄帝也。岐，岐伯也。君臣问答，以明经络脏腑运气治疗之原，所以为医之祖。虽《神农本经》在黄帝之前，而神明用药之理仍始于《内经》也。

《灵枢》作　《素问》详

《灵枢》九卷，《素问》九卷，通谓之《内经》。《汉书·艺文志》载《黄帝内经》十八篇是也。医门此书即业儒之五经也。

《难经》出　更洋洋

洋洋，盛大也。《难经》八十一章，多阐发《内经》之旨，以补《内经》所未言。即间有与《内经》不合者，其时去古未远，别有考据也。秦越人，号扁鹊，战国人也，著《难经》。

越汉季　有南阳

张机，字仲景，居南阳，官长沙，汉人也。著《伤寒杂病论》《金匮玉函经》。

六经辨　圣道彰

《内经》详于针灸，至伊尹有汤液治病之法，扁鹊仓公因之。仲师出而杂病伤寒，专以方药为治，其方俱原本于神农黄帝相传之经方而集其大成。

《伤寒》著　《金匮》藏

王肯堂谓《伤寒论》义理如神龙出没，首尾相顾，鳞甲森然；《金匮玉函》示宝贵秘藏之意也。其方非南阳所自造，乃上古圣人所传之方，所谓经方是也。其药悉本于《神农本经》，非此方不能治此病，非此药不能成此方，所投必效，如桴鼓之相应。

垂方法　立津梁

仲师医中之圣人也。儒者不能舍至圣之书而求道，医者岂能外仲师之书以治疗？

李唐后　有《千金》

唐·孙思邈，华原人，隐居太白山，著《千金要方》《千金翼方》各三十卷。宋仁宗命高保衡、林亿校正，后列禁经二卷，今本分为九十三卷，较《金匮》虽有浮泛偏杂之处，而用意之奇、用药之巧亦自成一家。

《外台》继　重医林

唐·王焘著《外台秘要》四十卷，分一千一百四门，论宗巢氏，方多秘传，为医门之类书。

后作者　渐浸淫

等而下之，不足观也已。

红紫色　郑卫音

间色乱正，靡音忘倦。

迨东垣　重脾胃

金·李杲，字明之，号东垣老人，生于世宗大定二十年，金亡入元，十七年乃终，年七十二，旧本亦题元人。作《脾胃论》《辨惑论》《兰室秘藏》，后人附以诸家合刻，有《东垣十书》传世。

温燥行　升清气

如补中益气及升阳散火之法，如苍术、白术、羌活、独活、木香、陈皮、葛根之类，最喜用之。

虽未醇　亦足贵

人谓东垣用药如韩信将兵，多多益善，然驳杂之处不可不知。惟以脾胃为重，故亦可取。

若河间　专主火

金·刘完素，字守真，河间人，事迹俱详《金史·方技传》。主火之说，始自河间。

遵之经　断自我

《原病式》十九条，俱本《内经·至真要大论》，多以火立论，而不能参透经旨。如火之平气曰升明，火之太过曰赫曦，火之不及曰伏明，其虚实之辨，若冰炭之反也。

一二方　奇而妥

如六一散、防风通圣散之类，皆奇而不离于正也。

丹溪出　罕与俦

元·朱震亨，字彦修，号丹溪，金华人。其立方视诸家颇高一格。

阴宜补　阳勿浮

《丹溪心法》以补阴为主，谓阳常有余，阴常不足。诸家俱辨其非，以人得天地之气以生，有生之气即是阳气，精血皆其化生也。

杂病法　四字求

谓气、血、痰、郁是也，一切杂病只以此四字求之。气用四君子汤，血用四物汤，痰用二陈汤，郁用越鞠丸，参差互用，各尽其妙。

若子和　主攻破

张子和《戴人书》中所主多大黄、芒硝、牵牛、芫花、大戟、甘遂之类，意在驱邪，邪去则正安，不可畏攻而养病。

中病良，勿太过

子和之法，实证自不可废，然亦宜中病而即止。若太过则元气随邪气而俱散，挽无及矣。

四大家　声名噪

刘河间、张子和、李东垣、朱丹溪为金元四大家，《张氏医通》之考核不误。

必读书　错名号

李士材《医宗必读》四大家论，以张为张仲景，误也。仲景为医中之圣，三子岂可与之并论。

明以后　须酌量

言医书充栋汗牛，可以博览之，以广见识，非谓诸家所著皆善本也。

详而备　王肯堂

金坛王宇泰，讳肯堂。著《证治准绳》，虽无所采择，亦医林之备考也。

薛氏按　说骑墙

明·薛己，号立斋，吴县人。著《薛氏医案》十六种，大抵以四君子、六君子、逍遥散、归脾汤、六八味丸主治，语多骑墙。

士材说　守其常

李中梓，号士材，国朝人也。著《医宗必读》《士材三书》。虽曰浅率，却是守常，初学者所不废也。

景岳出　著新方

明·张介宾，字会卿，号景岳，山阴人。著《类经质疑录》，全书所用之方，不外新方八阵，其实不足以名方。古圣人明造化之机，探阴阳之本，制出一方，非可以思议及者。若仅以熟地补阴、人参补阳、姜附祛寒、芩连除热，随拈几味，皆可名方，何必定为某方乎？

石顽续　温补乡

张璐，字路玉，号石顽，国朝人。著《医通》，立论多本景岳，以温补为主。

献可论　合二张

明·赵献可，号养葵。著《医贯》，大旨重于命门，与张石顽、张景岳之法相同。

诊脉法　濒湖昂

明·李时珍，字东璧，号濒湖。著《本草纲目》五十二卷，杂收诸说，反乱《神农本经》之旨。卷末刻《脉学》颇佳，今医多宗之。

数子者　各一长

知其所长，择而从之。

揆诸古　亦荒唐

理不本于《内经》，法未熟乎仲景，纵有偶中，亦非不易矩镬。

长沙室 尚彷徨

数子虽曰私淑长沙，升堂有人，而入室者少矣！

惟韵伯 能宪章

慈溪柯琴，字韵伯，国朝人。著《伤寒论注》《论翼》，大有功于仲景，而《内经》之旨，赖之以彰。

徐尤著 本喻昌

徐彬，号忠可；尤怡，号在泾。二公《金匮》之注，俱本喻嘉言。考嘉言名昌，江西南昌人，崇祯中以选举入都，卒无所就，遂专务于医。著《尚论篇》，主张太过，而《医门法律》颇能阐发《金匮》之秘旨。

大作者 推钱塘

张志聪，号隐庵；高世栻，号士宗。俱浙江钱塘人也。国朝康熙间，二公同时学医，与时不合，遂闭门著书，以为传道之计。所注《内经》《本草经》《伤寒论》《金匮》等书，各出手眼，以发前人所未发，为汉后第一书。今医畏其难，而不敢谈及。

取法上 得慈航

取法乎上，仅得其中。切不可以《医方集解》《本草备要》《医宗必读》《万病回春》《本草纲目》《东医宝鉴》《冯氏锦囊》《景岳全书》《薛氏医案》等书为捷径也。今之医辈于此书并未寓目，止取数十种庸陋之方，冀图幸中，更不足论也。

中风第二

人百病 首中风

《内经》云：风为百病之长也。昔医云：中脏多滞九窍，有唇缓失音、耳聋、目瞀、鼻塞、便难之症；中腑多着四肢；中经则口眼㖞斜；中血脉则半身不遂。

骤然得 八方通

中风病骤然昏倒，不省人事，或痰涌、掣搐、偏枯等症。八方者，谓东、西、南、北、东北、西北、东南、西南也。

闭与脱　大不同

风善行而数变，其所以变者，亦因人之脏腑寒热为转移。其人脏腑素有郁热，则风乘火势，火借风威，而风为热风矣；其人脏腑本属虚寒，则风水相遭，寒冰彻骨，而风为寒风矣。热风多见闭症，宜疏通为先；寒风多见脱症，宜温补为急。

开邪闭　续命雄

小续命汤，风症之雄师也，依六经见症加减治之，专主驱邪。闭者宜开，或开其表，如续命汤也；或开其里，如三化汤是也；或开其壅滞之痰，如稀涎散、涤痰汤是也。

固气脱　参附功

脱者宜固，参附汤固守肾气，术附汤固守脾气，芪附汤固守卫气，归附汤固守营气。先固其气，次治其风。若三生饮一两加人参一两，则为标本并治之法。正虚邪盛，必遵此法。

顾其名　思其义

名之曰风，明言八方之风也。名之曰中，明言风自外入也。后人议论穿凿，俱不可从。

若舍风　非其治

既名中风，则不可舍风而别治也。

火气痰　三子备

刘河间举五志过极，动火而卒中，皆因热甚，故主乎火，大法用防风通圣散之类；亦有引火归源，如地黄饮子之类。李东垣以元气不足而邪凑之，令人卒倒如风状，故主乎气虚，大法补中益气汤加减。朱丹溪以东南气温多湿，有病风者，非风也，由湿生痰，痰生热，热生风，故主乎湿，大法以二陈汤加苍术、白术、竹沥、姜汁之类。

不为中　名为类

中者，自外而入于内也。此三者，既非外来之风，则不可仍名为中，时贤名为类中风。

合而言　小家伎

虞天民云：古人论中风，言其症也；三子论中风，言其因也。盖因气、因湿、因火，挟风而作，何尝有真中、类中之分。

喑㖞斜　昏仆地

喑者，不能言也；㖞斜者，口眼不正也；昏仆地者，不省人事，猝倒于地也。口开，目合，或上视、撒手、遗尿、鼾睡、汗出如油者，不治。

急救先　柔润次

柔润熄风，为治中风之秘法，喻嘉言加味六君子汤、资寿解语汤其妙。

填窍方　宗《金匮》

《内经》云：邪害空窍。《金匮》中有侯氏黑散、风引汤，驱风之中，兼填空窍。空窍满则内而旧邪不能容，外而新风不复入矣。喻嘉言曰：仲景取药积腹中不下，填窍以熄风。后人不知此义，每欲开窍以出其风。究竟窍空而风愈炽，长此安穷哉？三化汤、愈风汤、大秦艽汤皆出《机要方》中，云是通真子所撰，不知其姓名。然则无名下士，煽乱后人见闻，非所谓一盲引众盲耶？

虚痨第三

虚痨病　从何起

咳嗽、吐血、五心烦热、目花、耳鸣、口烂、鼻干、气急、食不知味、羸瘦、惊悸、梦遗、往来寒热、怠惰、嗜卧、疲倦、骨蒸、不寐、女子不月等症，皆成痨病。

七情伤　上损是

扁鹊谓损其阳自上而下，一损肺、二损心、三损胃，过于胃则不可治。其说本于《内经》：二阳之病发心脾，有不得隐曲，为女子不月。按：心脾上也，至不得隐曲，女子不月，则上极而下矣。

归脾汤　二阳旨

即《内经》二阳之病发心脾之旨也。此方为养神法，六味丸为补精法，高鼓峰并用之。

下损由　房帏迩

扁鹊谓损其阴自下而上，一损肾，二损肝，三损脾，过于脾则不可治。其说本于《内经》：五脏主藏精也，不可伤，伤则失守而无气，无气则死矣。按：精生于五脏而统司于肾，如色欲过度，则积伤而下损；至于失守无气，则下极而上矣。

伤元阳　亏肾水

肾气，即元阳也。元阳伤，为困倦、食少、便溏、腰痛、阳痿等症。肾水，即元阴也。元阴亏，为蒸热、咳嗽、吐血、便血、遗精、喉痛、口疮、齿牙浮动等症。

肾水亏　六味拟

六味地黄丸为补肾水之主方，景岳左归饮、左归丸亦妙。推之三才汤、八仙长寿丸、都气丸、天王补心丹，皆可因症互服。

元阳伤　八味使

崔氏肾气丸，后人为八味地黄丸。立方之意，原为暖肾逐水，非补养元阳。明·薛立斋及赵养葵始用以温补命火，时医遂奉为温补肾命之主方。景岳右归饮、右归丸皆本诸此。如火未大衰者，以还少丹代之；阳虚极者宜近效白术汤。

各医书　伎止此

苦寒败胃及辛热耗阴，固无论已。即六味、归脾，何尝非流俗之套法。

甘药调　回生理

扁鹊云：针药莫治者，调以甘药。仲景因之。喻嘉言曰：寿命之本，积精自刚；然精生于谷，谷入少则不能生血，血少则不能化精。《内经》云：精不足补者，补之以味。味者，五谷之味也，补以味而节其劳，则积贮渐富，大命不倾也。

建中汤　《金匮》轨

小建中汤及加黄芪、加人参、加当归、加白术等汤，皆急建其中气，俾饮食增而津液旺，以至充血生精，而复其真阴之不足。但用稼穑作甘之本味，而酸辛苦咸在所不用，盖舍此别无良法也。按：炙甘草汤即此汤化为润剂，喻氏清燥汤即此汤化为凉剂。

薯蓣丸　风气弭

《金匮》薯蓣丸。自注云：治虚痨诸不足，风气百疾。

䗪虫丸　干血已

《金匮》大黄䗪虫丸。自注：治五痨诸伤，内有干血，肌肤甲错。

二神方　能起死

尤在泾云：风气不去，则足以贼正气而生长不荣，以薯蓣丸为要方。干血不去，则足以留新血而灌溉不周，以䗪虫丸为上剂。今之医辈，能梦见此二方否？

咳嗽第四

气上呛　咳嗽生

《内经》云：五脏六腑皆令人咳，不独肺也。然肺为气之市，诸气上逆于肺，则呛而咳。是咳嗽不止于肺而亦不离于肺也。

肺最重　胃非轻

《内经》虽分五脏诸嗽，而所尤重者，在"聚于胃关于肺"六字。盖胃中水谷之气，不能如雾上蒸于肺而转溉诸脏，只是留积于胃中，随热气而化为痰，随寒气而化为饮。胃中既为痰饮所滞，则输肺之气亦必不清，而为诸咳之患矣。

肺如钟　撞则鸣

肺为脏腑之华盖，呼之则虚，吸之则满。只受得本然之正气，受不得外来之客气。客气干之，则呛而咳矣。亦只受得脏腑之清气，受不得脏腑之病气。病气干之，亦呛而咳矣。肺体属金，譬若钟然，一外一内，皆所以撞之使鸣也。

风寒入　外撞鸣

经云：微寒微咳。可见咳嗽多因于风寒也。风从皮毛而入于肺，寒从背俞而入于肺，皆主乎外也。后注虽言热、言湿、言燥，令不自行，亦必假风寒以为之帅也。

痨损积　内撞鸣

痨伤、咳嗽，主乎内也。二者不治，至于咳嗽失音，是金破不鸣矣。

谁治外　六安行

六安煎虽无深义，却亦平稳。然外感诸咳，当辨风热、风燥二症。如冬时先伤非节之暖，复加风寒外遏，以致咳嗽、痰结、咽肿、身重、自汗、脉浮者，风热也，宜葳蕤汤辛润之剂，切勿辛热发散。而风燥一症，辨治尤难。盖燥为秋气，令不独行，必假风寒之威，而令乃振，咳乃发也。《内经》只言"秋伤于湿"，何也？以长夏受湿土郁蒸之气，随秋令收敛，伏于肺胃之间，直待秋深燥令大行，与湿不能相容，至冬而为咳嗽。此症有肺燥、胃湿两难分解之势，唯《千金》麦门冬汤、五味子汤独得其秘，后人以敛散不分、燥润杂出弃之，昧之甚也。

谁治内　虚劳程

宜于"虚痨门"择其对症之方。审是房劳伤精，则补精；审是思郁伤脾，则养神。

挟水气　小龙平

柯韵伯治咳嗽，不论冬夏，不拘浅深，但是寒嗽，俱用小青龙汤多效。方中驱风散寒，解肌逐水，利肺暖肾，除痰定喘。攘外安内，各尽其妙。盖以肺家沉寒痼冷，非麻黄大将不能捣其巢穴，群药安能奏效也！

兼郁火　小柴清

寒热往来咳嗽者，宜去人参、大枣、生姜，加干姜、五味治之。

姜细味　一齐烹

《金匮》治痰饮咳嗽，不外小青龙汤加减。方中诸味，皆可去取，唯细辛、干姜、五味不肯轻去。即面热如醉，加大黄以清胃热，及加石膏、杏仁之类，总不去此三味，学者不可不深思其故也。徐忠可《金匮辨注》有论。

长沙法　细而精

《金匮》痰饮咳嗽治法，宜熟读之。

疟疾第五

疟为病　属少阳

少阳为半表半里，邪居其界，入与阴争则寒，出与阳争则热。争则病作，息则病止，止后其邪仍居于少阳之经。

寒与热　若回翔

寒热必应期而至。

日一发　亦无伤

邪浅则一日一作，邪深则二日一作。

三日作　势猖狂

疟三日一作，时医名三阴疟，流连难愈。

治之法　小柴方

以小柴胡汤为主。初起，俗忌人参，姑从俗而去之，加青皮一钱。

热偏盛　加清凉

小柴胡汤加知母、花粉、石膏、黄连之类，随宜择用。

寒偏重　加桂姜

加干姜、桂枝，甚者加附子、肉桂。

邪气盛　去参良

身热者，小柴胡汤去人参加桂枝一钱。服后食热粥，温覆取微汗。

常山入　力倍强

小柴胡汤加常山二三钱。俗云邪未净不可用常山以截之，不知常山非截邪之品，乃驱邪外出之品。仲景用其苗，名曰蜀漆。

大虚者　独参汤

虚人久疟不愈，以人参一两、生姜五钱，水煎，五更服，极效。贫者以白术一两代之，热多者以当归代之。

单寒牝　理中匡

单寒无热名曰牝疟，宜附子理中汤加柴胡治之。

单热瘅　白虎详

单热无寒名曰瘅疟，或先热后寒名曰热疟，俱宜以白虎汤加桂枝治之。时医以六味汤加柴胡、芍药治之。

法外法　辨微茫

以上皆前医之成法。更法外有法，不可不辨而治之。

消阴翳　制阳光

热之不热，是无火也，益火之源，以消阴翳；寒之不寒，是无水也，壮水之主，以制阳光。

太仆注　慎勿忘

王太仆消阴制阳等注，千古不刊之论。赵养葵遵之，以八味丸益火之源，六味丸壮水之主，久疟多以此法收功。

痢症第六

湿热伤　赤白痢

王损庵论痢，专主湿热。其症里急后重，腹痛欲便不便，脓血秽浊，或白或赤，或赤白相半。

热胜湿　赤痢渍

胃为多气多血之海。热，阳邪也，热胜于湿，则伤胃之血分而为赤痢。

湿胜热　白痢坠

湿，阴邪也。湿胜于热，则伤胃之气分而为白痢。赤白相半，则为气血两伤。

调行篸　须切记

行血，则脓血自愈。调气，则后重自除。此四句为治初痢之格言，须切记之。

芍药汤　热盛饵

芍药汤调气行血，虽为初痢之总方，究竟宜于热症。

平胃加　寒湿试

寒湿泻痢初起者，以平胃散加干姜、泽泻、猪苓、木香治之。久而不愈，送下香连丸。

热不休　死不治

方书云：痢症发热不休者，不治。

痢门方　皆所忌

凡痢疾初起即发热，非肌表有邪，即经络不和，温散而调营卫，外邪一解，痢亦松去。若概以为热，开手即用痢门套方，多有陷入变剧者。

桂葛投　鼓邪出

时医有发汗之戒，以其无外证而妄汗之也。若头痛、发热、恶寒，有汗宜用桂枝汤法，无汗宜用葛根汤法，鼓邪外出，然后治其痢。

外疏通　内畅遂

此二句是解所以发汗之故也。张飞畴云：当归四逆汤治痢极效。若发热而呕者，小柴胡汤、葛根黄连黄芩甘草汤。口渴下重者，白头翁汤如神。

嘉言书　独得秘

喻嘉言《医门法律》中议论，甚见透彻。

《寓意》存　补《金匮》

喻嘉言《寓意草》中，如麻黄附子细辛汤及人参败毒散等案，却能补《金匮》所未及。

心腹痛胸痹第七

心胃疼　有九种

真心痛不治。今所云心痛者，皆心包络及胃脘痛也。共有九种，宜细辨之。

辨虚实　明轻重

虚者喜按，得食则止，脉无力；实者拒按，得食愈痛，脉有力。二症各有轻重。

痛不通　气血壅

痛则不通，气血壅滞也。

通不痛　调和奉

通则不痛，气血调和也。高士宗云：通之之法，各有不同。调气以和血，调血以和气，通也。上逆者使之下行，中结者使之旁达，亦通也。虚者助之使通，寒者温之使通，无非通之之法也。若必以下泄为通，则安矣。

一虫痛　乌梅丸

虫痛，时痛时止，唇舌上有白花点，得食愈痛。虫为厥阴风木之化，宜乌梅丸。

二注痛　苏合研

入山林古庙及见非常之物，脉乍大乍小，两手若出两人，宜苏合丸研而灌之。

三气痛　香苏专

因大怒及七情之气作痛，宜香苏饮加元胡索二钱，七气汤亦妙。又方用百合一两，乌药三钱，水煎服。

四血痛　失笑先

瘀血作痛，痛如刀割，或有积块，脉涩，大便黑，宜桃仁承气汤、失笑散。

五悸痛　妙香诠

悸痛，即虚痛也。痛有作止，喜按，得食稍止，脉虚弱，宜妙香散或理中汤加肉桂、木香主之。

六食痛　平胃煎

食积而痛，嗳腐吞酸，其痛有一条杠起者，宜平胃散加山楂、谷芽主之。伤酒，再加葛根三钱，砂仁一钱。然新伤吐之、久伤下之为正法。

七饮痛　二陈咽

停饮作痛，时吐清水，或胁下有水声，宜二陈汤加白术、泽泻主之。甚者，十枣汤之类亦可暂服。

八冷痛　理中全

冷痛，身凉、脉细、口中和，宜理中汤加附子、肉桂主之。兼呕者，吴茱萸汤主之。

九热痛　金铃痊

热痛，身热、脉数、口中热，宜金铃子、元胡索各二两，研末，黄酒送下二钱，名金铃子散，甚效。如热甚者，用黄连、栀子之类，入生姜汁治之。

腹中痛　照诸篇

脐上属太阴，中脐属少阴，脐下属厥阴，两胁属少阳、厥阴之交界地面，宜分治之。然其大意与上相同。

《金匮》法　可回天

《金匮要略》中诸议论，皆死症求生之法。

诸方论　要拳拳

《中庸》云：则拳拳服膺，而弗失之矣。腹满痛而下利者，虚也。吐泻而痛，太阴症也，宜理中汤。雷鸣切痛、呕吐者，寒气也，宜附子粳米汤。此以下利而知其虚也。腹满痛而大便闭者，实也。闭痛而不发热者，宜厚朴三物汤专攻其里；闭痛而兼发热者，宜厚朴七物汤兼通表里；闭痛发热、痛连胁下、脉紧弦者，宜大黄附子汤温下并行。此以便闭而知其实也。若绕脐疼痛名寒疝，乌头煎之峻，不敢遽用，而当归生姜羊肉汤之妙，更不可不讲也。

又胸痹　非偶然

胸膺之上，人身之太空也。宗气积于此，非偶然也。

薤白酒　妙转旋

瓜蒌薤白白酒汤或加半夏或加枳实、薤白桂枝汤之类，皆转旋妙用。

虚寒者　建中填

心胸大寒，痛呕不能饮食，寒气上冲，有头足不可触近，宜大建中汤主之。上中二焦为寒邪所痹，故以参、姜启上焦之阳，合饴糖以建立中气，而又加椒性之下行，降逆上之气，复下焦之阳，为补药主方。

隔食反胃第八

隔食病　津液干

方书名膈者，以病在膈上是也。又名隔者，以食物不下而阻隔也。津液干枯为隔食病源。

胃脘闭　谷食难

胃脘干枯闭小，水饮可行，食物难下。

时贤法　左归餐

赵养葵用大剂六味汤主之。高鼓峰仿赵养葵之法以六味加生地、当归主之。杨乘六用左归饮去茯苓加当归、生地，以左归饮中有甘草引入阳明，开展胃阴，去茯苓者，恐其旁流入坎，不如专顾阳明之速效也。

胃阴展　贲门宽

如膏如脂，叠积胃底，即胃阴也。久隔之人，则胃阴亡矣。高鼓峰云：治隔一阳明尽之，阳明者胃也。但使胃阴充拓，在上之贲门宽展，则食物入；在下之幽门、阑门滋润，则二便不闭，而隔症愈矣。

启膈饮　理一般

启膈饮亦是和胃养阴之意。但此方泄肺气之郁，彼方救肾水之枯，一阴一阳，宜择用之。

推至理　冲脉干

张石顽云：膈咽之间，交通之气，不得降者，皆冲脉上行，逆气所作也。

大半夏　加蜜安

冲脉不治，取之阳明。仲景以半夏降冲脉之逆，即以白蜜润阳明之燥，加人参以生既亡之津液，用甘澜水以降逆上之水液。古圣之经方，惟仲景知用之。

《金匮》秘　仔细看

《金匮》明明用半夏，后人诸书，皆以半夏为戒。毁圣之说，倡自何人？君子恶之！

若反胃　实可叹

食得入而良久反出，名为反胃。

朝暮吐　分别看

朝食暮吐，暮食朝吐，与隔食症宜分别而药之。

乏火化　属虚寒

王太仆云：食不得入，是有火也。食入反出，是无火也。此症属中焦、下焦火衰无疑。

吴萸饮　独附丸

妙在吴萸镇厥阴逆气，配入甘温，令震坤合德，土木不害。生附子以百沸汤俟温，浸去盐，日换汤三次。三日外，去皮，放地上，四面以砖围，外以炭火烧一时，则附子尽裂，乘热投以姜汁，又如法制之。大抵一斤附子配一斤姜汁，以姜汁干为度，研末蜜丸。以粟米稀粥，送下二钱。

六君类　俱神丹

六君子汤加姜附及附子理中汤之类。

气喘第九

喘促症　治分门

气急而上奔，宜分别而治之。

卤莽辈　只贞元

贞元饮是治血虚而气无所附，以此饮济之、缓之。方中熟地、当归之润，所以济之；甘草之甘，所以缓之。常服调养之剂，非急救之剂也。今医遇元气欲脱上奔之症，每用此饮以速其危，良可浩叹。

阴霾盛　龙雷奔

喘症多属饮病。饮为阴邪，非离照当空，群阴焉能退避？若地黄之类，附和其阴，则阴霾冲逆肆空，饮邪滔天莫救，而龙雷之火，愈因以奔腾矣。

实喘者　痰饮援

喘症之实者，风寒不解，有痰饮而为之援，则咳嗽甚而喘症作矣。

葶苈饮　十枣汤

肺气实而气路闭塞为喘者，以葶苈大枣泻肺汤主之。咳嗽气喘，心下停饮，两胁满痛者，以十枣汤主之。

青龙辈　撤其藩

此方解表，兼能利水，治内外合邪以两撤之。

虚喘者　补而温

虚喘气促，不能接续，脉虚细无力。温补二字宜串看，有以温为补者，有以补为温者，切不可走于贞元一路，留滞痰涎也。

桂苓类　肾气论

仲景云：气短有微饮者，宜从小便去之，桂苓术甘汤主之，肾气丸亦主之。

平冲逆　泄奔豚

冲气上逆，宜小半夏加茯苓汤以降之。奔豚症初起，脐下动气，久则上逆冲心，宜茯苓桂枝甘草大枣汤以安之。

真武剂　治其源

经云：其标在肺，其本在肾。真武汤为治喘之源也。

金水母　主诸坤

肺属金而主上，肾属水而主下，虚喘为天水不交之危候，治病当求其本。须知天水一气，而位乎天水之中者，坤土也。况乎土为金母，金为水母，危笃之症，必以脾胃为主。

六君子　妙难言

六君子汤加五味、干姜、北细辛，为治喘神剂。面肿加杏仁，面热如醉加大黄。此法时师闻之，莫不惊骇，能读《金匮》者，始知予言之不谬也。

他标剂　忘本根

唯黑锡丹镇纳元气，为喘症必用之剂，此外如苏子降气汤、定喘汤及沉香黑铅丹之类，皆是害人之物。

血症第十

血之道　化中焦

经曰：中焦受气取汁，变化而赤是谓血。

本冲任　中溉浇

血之流溢，半随冲任而行于经络。

温肌腠　外逍遥

血之流溢，半散于脉外而充肌腠皮毛。

六淫逼　经道摇

六淫者，风、寒、暑、湿、燥、火也。经，常也。道，路也。言血所常行之路也，外邪伤之则摇动。

宜表散　麻芍条

外伤宜表散。东垣治一人内蕴虚热，外感大寒而吐血，法仲景麻黄汤加补剂，名麻黄人参芍药汤，一服而愈。

七情病　溢如潮

七情者，喜、怒、哀、惧、爱、恶、欲也。七情之动，出于五志。医书恒谓五脏各有火，五志激之则火动，火动则血随火而溢。然五志受伤既久，则火为虚火，宜以甘温之法治之。

引导法　草姜调

甘草干姜汤，如神，或加五味子二钱。火盛者，加干桑皮三钱，小麦一两。时医因归脾汤有引血归脾之说，谓引血归脾即是归经。试问脾有多大，能容离经之血成斗成盆，尽返而归于内而不裂破乎？市医固无论矣，而以名医自负者，亦蹈此弊，实可痛恨。

温摄法　理中超

理中汤加木香、当归煎服。凡吐血服凉药及滋润益甚，外有寒冷之象者，是阳虚阴走也，必用此方。血得暖则循行经络矣。此法出《仁斋直指》。

凉泻法　令瘀消

火势盛，脉洪有力，寒凉之剂原不可废。但今人于血症每用藕节、黑栀、白及、旧墨之类以止涩之，致留瘀不散，以为咳嗽虚痨之基。《金匮》泻心汤大黄倍于芩、连，为寒以行瘀法。柏叶汤治吐不止，为温以行瘀法。二方为一温一寒之对子。

赤豆散　下血标

粪前下血为近血，《金匮》用当归赤小豆散。

若黄土　实翘翘

粪后下血为远血，《金匮》用黄土汤。

一切血　此方饶

黄土汤，不独粪后下血方也。凡吐血、衄血、大便血、小便血、妇人血崩及血痢久不止，可以统治之。以此方暖中宫土脏，又以寒热之品互佐之，步步合法也。五脏有血，六腑无血。观剖诸兽腹心下夹脊，包络中多血，肝内多血，心、脾、肺、肾中各有血，六腑无血。近时以吐血多者谓为吐胃血，皆耳食昔医之误。凡吐五脏血必死。若吐血、衄血、下血，皆是经络散行之血也。

水肿第十一

水肿病　有阴阳

肿，皮肤肿大。初起目下有形如卧蚕，后渐及于一身，按之即起为水肿，按之陷而不起为气肿。景岳以即起为气，不起为水。究之气行水即行，水滞气亦滞，可以分可以不必分也。只以阴水、阳水为分别。

便清利　阴水殃

小便自利，口不渴，属寒，名为阴水。

便短缩　阳水伤

小便短缩，口渴，属热，名为阳水。

五皮饮　元化方

以皮治皮，不伤中气。方出华元化《中藏经》。

阳水盛　加通防

五皮饮加木通、防己、赤小豆之类。

阴水盛　加桂姜

五皮饮加干姜、肉桂、附子之类。

知实肿　萝枳商

知者，真知其病情，而无两可之见。壮年肿病骤起，脉实者，加萝卜子、枳实之类。

知虚肿　参术良

老弱病久，肿渐成，脉虚者，加人参、白术之类。

兼喘促　真武汤

肿甚、小便不利、气喘、尺脉虚者，宜真武汤暖土行水。间用桂苓甘术汤化太阳之气，守服十余剂。继用导水茯苓汤二剂愈。今人只重加味肾气丸，而不知其补助阴气，反溢水邪，不可轻服也。

从俗好　别低昂

以上诸法，皆从俗也。然从俗中而不逾先民之矩矱，亦可以救人。

五水辨　《金匮》详

病有从外感而成者名风水。病从外感而成，其邪已渗入于皮，不在表而在里者名皮水。病有不因于风，由三阴结而成水者名正水。病有阴邪多而沉于下者名石水。病有因风因水伤心郁热名黄汗。《金匮》最详，熟读全书，自得其旨，否则卤莽误事耳。药方中精义颇详，宜细玩之。

补天手　十二方

越婢汤、防己茯苓汤、越婢加白术汤、甘草麻黄汤、麻黄附子汤、杏子汤、蒲灰散、芪芍桂酒汤、桂枝加黄芪汤、桂甘姜枣麻辛附子汤、枳术汤、附方《外台》防己黄芪汤。

肩斯道　勿炎凉

群言淆乱衷于圣，以斯道为己任，勿与世为浮沉，余有厚望焉。

卷　二

胀满蛊胀第十二 水肿参看

胀为病　辨实虚

胀者，胀之于内也。虚胀误攻则坏，实证误补则增。

气骤滞　七气疏

七气汤能疏通滞气。

满拒按　七物祛

腹满拒按，宜《金匮》厚朴七物汤，即桂枝汤、小承气汤合用，以两解表里之实邪也。

胀闭痛　三物锄

腹满而痛，若大便实者，宜《金匮》厚朴三物汤，行气中兼荡实法，以锄其病根。以上言实胀之治法。

若虚胀　且踌躇

仔细诊视，勿轻下药。

中央健　四旁如

喻嘉言云：执中央以运四旁。千古格言。

参竺典　大地舆

土木无忤则为复，佛经以风轮主持大地。余于此悟到治胀之源头。

单腹胀　实难除

四肢不肿而腹大如鼓。

山风卦　指南车

《周易》卦象，山风蛊。

《易》中旨　费居诸

《易》曰：蛊，刚上而柔下，巽而止蛊。注：卦变、卦体，刚上柔下，上情高亢而不下接，下情退缩而不上交，两情不相通也。卦德，下巽上止，在下逡巡畏缩，而无敢为之心，

在上因循止息，而无必为之志，庶事日以隳也。此言致蛊之
由，医者参透此理，亦知蛊病之由。《易》又曰：蛊，元亨而
天下治也，利涉大川，往有事也。先甲三日，后甲三日，终则
有始天行也。注：当蛊坏之日，有人以治之，以至于元亨，而
天下之治，实始于此也。曰利涉大川者，言治蛊之人宜涉险阻
以济之。其止也当矫之以奋发，其巽也当矫之以刚果，是往有
事也。治之之道，必先甲三日以更始，后甲三日以图终，则拨
乱反治，乱之终即治之始，终则有始。人事之挽回，即天运之
循环，天行也。此言治蛊之事，医者参透此理，亦可以治蛊病
矣。要知人身中胃属艮卦，不欲其一向苟止；肝属巽卦，不欲
其一向卑巽。利涉大川，元亨前大有经济，自新丁宁，涉川时
大费精神。能具此回天手段，而后无愧为上医。

暑症第十三

伤暑病　动静商

夏月伤暑分动静者。说本东垣。

动而得　热为殃

得于长途赤日，身热如焚，面垢体倦，口渴，脉洪而弱。

六一散　白虎汤

六一散治一切暑症。白虎汤加人参者，以大汗不止，暑伤
元气也；加苍术者，治身热足冷，以暑必挟湿也。

静而得　起贪凉

处于高厦凉室，畏热贪凉，受阴暑之气。

恶寒象　热逾常

恶寒与伤寒同，而发热较伤寒倍盛。

心烦辨　切莫忘

虽同伤寒，而心烦以别之，且伤寒脉盛，伤暑脉虚。

香薷饮　有专长

香薷发汗利水，为暑症之专药也。有谓夏月不可用香薷，
则香薷将用于何时也？

大顺散　从症方

此治暑天畏热贪凉成病，非治暑也。此舍时从症之方。

生脉散　久服康

此夏月常服之剂，非治病方也。

东垣法　防气伤

暑伤元气，药宜从补，东垣清暑益气汤颇超。

杂说起　道弗彰

以上皆诸家之臆说，而先圣之道反为之晦。若行道人，不可不熟记之，以资顾问。

若精蕴　祖仲师

仲景《伤寒论》《金匮要略·痉湿暍篇》字字皆精义奥蕴。

太阳病　旨在兹

仲师谓太阳中暍，太阳二字，大眼目也。因人俱认为热邪，故提出太阳二字，以暍醒之。寒暑皆为外邪，中于阳而阳气盛，则寒也为热；中于阳而阳气虚，则暑亦为寒。若中于阴，无分寒暑，皆为阴症。如酷暑炎热，并无寒邪，反多阴症。总之，邪之中人，随人身之六气、阴阳、虚实而旋转变化，非必伤寒为阴，中暑为阳也。

经脉辨　标本歧

师云：太阳中暍发热者，病太阳而得标阳之气也。恶寒者，病太阳而得本寒之气也。身重而疼痛者，病太阳通体之经也。脉弦细芤迟者，病太阳通体之脉。小便已洒洒然毛耸、手足逆冷者，病太阳本寒之气不得阳热之化也。小有劳身即热、口开、前板齿燥者，病太阳标阳之化不得阴液之滋也。此太阳中暍，标本经脉皆病。治当助其标本，益其经脉。若妄施汗下温针，则误矣。

临症辨　法外思

愚按：借用麻杏石甘汤治中暑头痛汗出气喘口渴之外症，黄连阿胶鸡子黄汤治心烦不得卧之内症，至柴胡、栀子、承气等汤，俱可取用。师云：渴者与猪苓汤。又云：瘀热在里，用麻连轺豆汤，育阴利湿，俱从小便而出。此法外之法，神而明之，存乎其人焉。

方两出　大神奇

暑之中人，随人之阴阳、虚实为旋转变化。如阳脏多火，暑即寓于火之中，为汗出而烦渴，师有白虎加人参之法。如阴脏多湿，暑即伏于湿之内，为身热、疼重、脉微弱，师以夏月伤冷水，水行皮肤所致，指暑病以湿为病，治以一物瓜蒂汤，令水去而湿无所依，而亦解也。

泄泻第十四

湿气胜　五泻成

《书》云：湿成五泻。

胃苓散　厥功宏

胃苓散暖脾、平胃、利水，为泄泻之要方。

湿而热　连芩程

胃苓散加黄芩、黄连，热甚去桂枝加干葛。

湿而冷　萸附行

胃苓散加吴茱萸、附子之类，腹痛加木香。

湿挟积　曲楂迎

食积加山楂、神曲，酒积加葛根。

虚兼湿　参附苓

胃苓散加人参、附子之类。

脾肾泻　近天明

五鼓以后泻者，肾虚也。泻有定时者，土主信，脾虚也。故名脾肾泻，难治。

四神服　勿纷更

四神丸加白术、人参、干姜、附子、茯苓、罂粟壳之类为丸，久服方效。

恒法外　《内经》精

照此法治而不愈者，宜求之《内经》。

肠脏说　得其情

肠热脏寒，肠寒脏热，《内经》精义，张石顽颇得其解。

泻心类　特叮咛

诸泻心汤，张石顽俱借来治泻，与《内经》之旨颇合。详载《医学从众录》。

眩晕第十五

眩晕病　皆属肝

《内经》云：诸风掉眩，皆属于肝。

肝风木　相火干

厥阴为风木之脏，厥阴风木为少阳相火所居。

风火动　两动搏

风与火皆属阳而主动，两动相搏，则为旋转。

头旋转　眼纷繁

此二句，写眩晕之象也。

虚痰火　各分观

仲景主痰饮。丹溪宗河间之说，谓无痰不眩，无火不晕。《内经》云：精虚则眩。又云：肾虚则头重高摇，髓海不足则脑转耳鸣。诸说不同如此。

究其旨　总一般

究其殊途同归之旨，木动则生风，风生而火发，故河间以风火立论也。风生必挟木势而克土，土病则聚液而成痰，故仲景以痰饮立论，丹溪以痰火立论也。究之肾为肝母，肾主藏精，精虚则脑空，脑空则旋转而耳鸣，故《内经》以精虚及髓海不足立论也。言虚者言其病根，言实者言其病象，其实一以贯之也。

痰火亢　大黄安

寸脉滑，按之益坚者，为上实。丹溪用大黄一味，酒炒三遍为末，茶调下一二钱。

上虚甚　鹿茸餐

寸脉大，按之即散者，为上虚，宜鹿茸酒。鹿茸生于头，取其以类相从，用入督脉而通于脑。每用半两酒煎去滓，入麝香少许服。或用补中益气汤及芪术膏之类。此症如钩藤、天麻、菊花之类，俱可为使。

欲下取　求其端

端，头也，谓寻到源头也。欲荣其上，必灌其根，古人有上病取下法。

左归饮　正元丹

左归饮加肉苁蓉、川芎、细辛甚效，正元丹亦妙。

呕哕吐第十六哕逆附

呕吐哕　皆属胃

呕字从沤，沤者水也，口中出水而无食也。吐字以土，土者食也，口中吐食而无水也。呕吐者，水与食并出也。哕者，口中有秽味也，又谓之干呕。口中有秽味，未有不干呕也。哕逆者，气冲有声，声短而频也。其病皆属于胃。

二陈加　时医贵

二陈汤倍生姜，安胃降逆药也。寒加丁香、砂仁，热加黄连、鲜竹茹、石斛之类。

《玉函经》　难仿佛

寒热攻补，一定不移。

小柴胡　少阳谓

寒热往来而呕者，属少阳也。

吴茱萸　平酸味

吴茱萸汤治阳明食谷欲呕者，又治少阴症吐利、手足逆冷、烦躁欲死者，又治干呕吐涎沫者。此症呕吐，多有酸味。

食已吐　胃热沸

食已即吐，其人胃素有热，食复入，两热相冲，不得停留。

黄草汤　下其气

大黄甘草汤治食已即吐。《金匮》云：欲吐者不可下之。又云：食已即吐者大黄甘草汤下之。何也？曰：病在上而欲吐，宜因而越之。若逆之使下，则必愦乱益甚。若既吐矣，吐而不已，是有升无降，当逆折之。

食不入　火堪畏

王太仆云：食不得入，是有火也。

黄连汤　为经纬

喻嘉言用进退黄连汤，柯韵伯用干姜黄连黄芩人参汤，推之泻心汤亦可借用。以此数汤为经纬。

若呃逆　代赭汇

代赭旋覆汤治噫气，即治呃逆。若久病呃逆，为胃气将绝，用人参一两，干姜、附子各三钱，丁香、柿蒂各一钱，可救十中之一。

癫狂痫第十七

重阳狂　重阴癫

《内经》云：重阳者狂，重阴者癫。

静阴象　动阳宣

癫者笑哭无时，语言无序，其人常静。狂者詈骂不避亲疏，其人常动。

狂多实　痰宜蠲

蠲除顽痰，滚痰丸加乌梅、朱砂治之，生铁落饮、当归承气汤亦妙。

癫虚发　石补天

磁朱丸是炼石补天手法，骆氏《内经拾遗》用温胆汤。

忽搐搦　痫病然

手足抽掣，猝倒无知，忽作忽止，病有间断，故名曰痫。

五畜状　吐痰涎

肺如犬吠，肝如羊嘶，心如马鸣，脾如牛吼，肾如猪叫，每发必口角流涎。

有生病　历岁年

由母腹中受惊，积久失调，一触而发。病起于有生之初，非年来之新病也。《内经拾遗》用温胆汤。柯韵伯用磁朱丸。

火气亢　芦荟平

火气亢，必以大苦大寒之剂以降之，宜当归芦荟丸。

痰积瘤　丹矾穿

丹矾丸能穿入心包络，导其痰涎从大便而出，然不如磁朱丸之妥当。

三症本　厥阴愆

以上治法，时医习用而不效者，未知其本在于厥阴也。厥阴属风木，与少阳相火同居。厥阴之气逆，则诸气皆逆。气逆则火发，火发则风生。风生则挟木势而害土，土病则聚液而成痰。痰成必归逆入心，为以上诸症。

体用变　标本迁

其本阴，其体热。

伏所主　所因先

伏其所主，先其所因。

收散互　逆从连

或收或散，或逆或从，随所利而行之。

和中气　妙转旋

调其中气，使之和平。

自伏所主至此。其小注俱《内经》本文。旋转，言心手灵活也，其要旨在调其中气二句。中气者，土气也。治肝不应，当取阳明，制其侮也。

悟到此　治立痊

症虽可治，而任之不专，亦无如之何矣。

五淋癃闭赤白浊遗精第十八

五淋病　皆热结

淋者，小便痛涩淋沥，欲去不去，欲止不止是也，皆热气结于膀胱。

膏石劳　气与血

石淋下如沙石，膏淋下如膏脂，劳淋以劳力而得，气淋气滞不通、脐下闷痛，血淋瘀血停蓄、茎中割痛。

五淋汤　是秘诀

石淋以此汤煎送发灰、滑石、石首鱼头内石研末。膏淋合萆薢分清饮。气淋加荆芥、香附、生麦芽；不愈，再加升麻或用吐法。劳淋合补中益气汤。血淋加牛膝、郁金、桃仁，入麝香少许温服。

败精淋　加味啜

过服金石药，与老人阳已痿，思色以降其精，以致内败而为淋，宜前汤加萆薢、石菖蒲、菟丝子以导之。

外冷淋　肾气咽

五淋之外，又有冷淋。其症外候恶冷，喜饮热汤，宜加味肾气丸以盐汤咽下。

点滴无　名癃闭

小便点滴不通，与五淋之短缩不同。

气道调　江河决

前汤加化气之药，或吞滋肾丸多效。《孟子》云：若决江河，沛然莫之能御也。引来喻小便之多也。

上窍通　下窍泄

如滴水之器，闭其上而倒悬之，点滴不能下也。去其上闭，而水自通。宜服补中益气汤，再服以手探吐。

外窍开　水源凿

又法：启其外窍，即以开其内窍。麻黄力猛，能通阳气于至阴之地下。肺气主皮毛，配杏仁以降气下达州都，导水必自高原之义也。以前饮加此二味甚效。夏月不敢用麻黄，以苏叶、防风、杏仁等分水煎服，温覆微汗，水即利矣。虚人以人参、麻黄各一两水煎服，神效。

分利多　医便错

愈利愈闭矣。

浊又殊　窍道别

淋出溺窍，浊出精窍。

前饮投　精愈涸

水愈利而肾愈虚矣。

肾套谈　理脾恪

治浊只用肾家套药，不效。盖以脾主土，土病湿热下注，则小水浑浊。湿胜于热则为白浊，热胜于湿则为赤浊，湿热去则浊者清矣。

分清饮　佐黄柏

萆薢分清饮加苍术、白术，再加黄柏苦以燥湿，寒以除热。

心肾方　随补缀

六味汤丸加龙、牡，肾药也。四君子汤加远志，心药也。心肾之药与前饮间服。

若遗精　另有设

与浊病又殊。

有梦遗　龙胆折

有梦而遗，相火旺也。余每以龙胆泻肝汤送下五倍子丸二钱，多效。张石顽云：肝热则火淫于内，魂不内守，故多淫梦失精。又云：多是阴虚阳扰，其作必在黎明阳气发动之时，可以悟矣。妙香散甚佳。

无梦遗　十全设

无梦而遗，是气虚不能摄精，宜十全大补汤加龙骨、牡蛎、莲须、五味子、黄柏，为丸常服。

坎离交　亦不切

时医遇此症，便云心肾不交，用茯神、远志、莲子、枣仁之类。未中病情，皆不切之套方也。

疝气第十九

疝任病　归厥阴

经云：任脉为病，外结七疝，女子带下瘕聚。丹溪专治厥阴者，以肝主筋，又主痛也。

寒筋水　气血寻

寒疝、水疝、筋疝、气疝、血疝。

狐出人　癫顽麻

狐疝：卧则入腹。立则出腹。癫疝：大如升斗，顽麻不痛。

专治气　景岳箴

景岳云：疝而曰气者，病在气也。寒有寒气，热有热气，湿有湿气，逆有逆气，俱当兼用气药也。

五苓散　加减斟

《别录》以此方加川楝子、木通、橘核、木香，通治诸疝。

茴香料　著医林

三层茴香丸治久疝，虽三十年之久，大如栲栳，皆可消散。

痛不已　须洗淋

阴肿核中痛，《千金翼》用雄黄一两，矾石二两，甘草一尺，水一斗，煮二升洗之，如神。

痰饮第二十

痰饮源　水气作

水气上逆，得阳煎熬则稠而成痰，得阴凝聚则稀而成饮。然水归于肾，而受制于脾，治者必以脾肾为主。

燥湿分　治痰略

方书支离不可听。只以燥湿为辨，燥痰宜润肺，湿痰宜温脾，握要之法也。宜参之"虚痨""咳嗽"等篇。或老痰宜王节斋化痰丸，实痰怪症宜滚痰丸之类。

四饮名　宜斟酌

《金匮》云：其人素盛今瘦，水走肠间，沥沥有声，谓之痰饮。注：即今之久咳痰喘是也。饮后水流在胁下，咳唾引痛，谓之悬饮。注：即今之停饮胁痛症也。饮水流行，归于四肢，当汗出而不汗出，身体疼重，谓之溢饮。注：即今之风水水肿症也。咳逆倚息，气短不得卧，其形如肿，谓之支饮。注：即今之停饮喘满不得卧症也。又支饮，偏而不中正也。

参五脏　细量度

四饮犹未尽饮邪之为病也。凡五脏有偏虚之处，而饮留之。言脏不及腑者，腑属阳，在腑则行矣。《金匮》曰：水在

心，心下坚筑短气，恶水不欲饮。水在肺，吐涎沫欲饮水。水
在脾，少气身重。水在肝，胁下支满，嚏而痛。水在肾，心
下悸。

补和攻　视强弱

宜补、宜攻、宜和，视乎病情，亦视乎人之本体强弱而施
治也。

十六方　各凿凿

苓桂术甘汤、肾气丸、甘遂半夏汤、十枣汤、大青龙汤、
小青龙汤、木防己汤、木防己加茯苓芒硝汤、泽泻汤、厚朴大
黄汤、葶苈大枣泻肺汤、小半夏汤、己椒葶苈丸、小半夏加茯
苓汤、五苓散、附《外台》茯苓饮。

温药和　博返约

《金匮》云：病痰饮者，当以温药和之。忽揭出"温药和
之"四字，即金针之度也。盖痰，水病也，水归于肾，而受
制于脾；欲水由地中行而归其壑者，非用温药以化气不可也；
欲水不泛溢而筑以堤防者，非用温药以补脾不可也。如苓桂术
甘汤、肾气丸、小半夏汤、五苓散之类，皆温药也。即如十枣
汤之十枚大枣，甘遂半夏汤之半升白蜜，木防己汤之参、桂，
葶苈汤之大枣，亦寓温和之意。至于攻下之法。不过一时之权
宜，而始终不可离温药之旨也。

阴霾除　阳光灼

饮为阴邪，必使离照当空，而群阴方能退散。余每用参、
苓、术、附加生姜汁之类取效。

滋润流　时医错

方中若杂以地黄、麦冬、五味附和其阴，则阴霾冲逆肆
空，饮邪滔天莫救矣。即肾气丸亦宜慎用。

真武汤　水归壑

方中以茯苓之淡以导之，白术之燥以制之，生姜之辛以行
之，白芍之苦以泄之，得附子本经之药，领之以归其壑。

白散方　窥秘钥

《三因》白散之妙，喻嘉言解之甚详。见于《医门法律·

中风门》。

消渴第二十一

消渴症　　津液干

口渴不止为上消，治以人参白虎汤。食入即饥为中消，治以调胃承气汤。饮一溲一小便如膏为下消，治以肾气丸。其实皆津液干之病也，赵养葵变其法。

七味饮　　一服安

赵养葵云：消渴症无分上、中、下，但见大渴、大燥，须六味丸料一斤，肉桂一两，五味子一两，水煎六七碗，恣意冷饮之，睡熟而渴如失矣。白虎、承气汤皆非所治也。

《金匮》法　　别三般

能食而渴者，重在二阳论治。以手太阳主津液，足太阳主血也。饮一溲一者，重在少阴论治。以肾气虚不能收摄，则水直下趋，肾气虚不能蒸动，则水不能上济也。不能食而气冲者，重在厥阴论治。以一身中唯肝火最横，燔灼无忌，耗伤津液，而为消渴也。《金匮》论消渴，开口即揭此旨，以补《内经》之未及，不必疑其错简也。

二阳病　　治多端

劳伤荣卫，渐郁而为热者，炙甘草汤可用。喻嘉言清燥汤即此汤变甘温为甘寒之用也。热气蒸胸者，人参白虎汤可用，《金匮》麦门冬汤即此汤变甘寒而为甘平之用也。消谷大坚者，麻仁丸加当归、甘草、人参可用，妙在滋液之中攻其坚也。盖坚则不能消水，如以水投石，水去而石自若也。消症属火，内郁之火本足以消水，所饮之水本足以济渴。只缘胃中坚燥，全不受水之浸润，转以火热之势，急走膀胱，故小便愈数而愈坚，愈坚而愈消矣。此论本喻嘉言，最精。

少阴病　　肾气寒

饮水多小便少名上消，食谷多而大便坚名食消，亦名中消，上中二消属热。唯下消症饮一溲一，中无火化，可知肾气之寒也，故用肾气丸。

厥阴病　乌梅丸

方中甘、辛、苦、酸并用。甘以缓之，所以遂肝之志也。辛以散之，所以悦肝之神也。苦以降之，则逆上之火顺而下行矣。酸以收之，以还其曲直作酸之本性，则率性而行所无事矣。故此丸为厥阴症之总剂。治此症除此丸外，皆不用苦药。恐苦以火化也。

变通妙　燥热餐

有脾不能为胃行其津液，肺不能通调水道而为消渴者，人但知以清润治之，而不知脾喜燥而肺恶寒。试观泄泻者必渴，此因水津不能上输而惟下泄故尔。以燥脾之药治之，水液上升即不渴矣。余每用理中丸汤倍白术加瓜蒌根，神效。

伤寒温疫第二十二

伤寒病　极变迁

太阳主一身之表，司寒水之经。凡病自外来者，皆谓伤寒，非寒热之寒也。变迁者，或三阳、或三阴、或寒化、或热化，及转属、合并之异。

六经法　有真传

太阳寒水，其经主表，篇中备发汗诸法。阳明燥金，其经主里。篇中备攻里诸法。少阳相火，其经居表里之界，所谓阳枢也，篇中备和解诸法。太阴湿土，纯阴而主寒，篇中备温补诸法。少阴君火，标本寒热不同，所谓阴枢也，篇中寒热二法并立。厥阴风木，木中有火而主热，篇中备清火诸法。虽太阳亦有里症，阳明亦有表症，太阴亦有热症，厥阴亦有寒症，而提纲却不在此也。

头项病　太阳篇

三阳俱主表，而太阳为表中之表也。《论》以头痛、项强、发热、恶寒为提纲，有汗宜桂枝汤，无汗宜麻黄汤。

胃家实　阳明篇

阳明为表中之里，主里实症，宜三承气汤。《论》以胃家实为提纲。又鼻干、目痛、不眠为经病。若恶寒、头痛，为未离太阳。审其有汗、无汗，用桂枝、麻黄法。无头痛、恶寒，但见壮热、自汗、口渴，为已离太阳，宜白虎汤。仲景提纲不以此者，凡解表诸法求之太阳，攻里诸法求之阳明，立法之严也。

眩苦呕　少阳篇

少阳居太阳、阳明之界，谓之阳枢，寒热相杂。若寒热往来于外，为胸胁满烦，宜大小柴胡汤。若寒热互搏于中，呕吐腹痛，宜黄连汤。痞满呕逆，宜半夏泻心汤。拒格食不入，宜干姜黄连人参汤。若邪全入于胆府，下攻于脾为自利，宜黄芩汤。上逆于胃，利又兼呕，宜黄芩加半夏生姜汤。《论》以口苦、咽干、目眩为提纲。

吐利痛　太阴篇

太阴湿土，为纯阴之脏，以寒化者多，从热化者少。此经主寒症而言，宜理中汤、四逆汤为主，第原本为王叔和所乱耳。《论》以腹中满、吐食、自利不渴、手足自温、腹时痛为提纲。

但欲寐　少阴篇

少阴居太阴、厥阴之界，谓之阴枢，有寒有热。《论》以脉微细、但欲寐为提纲。寒用麻黄附子细辛汤、麻黄附子甘草汤及白通汤、通脉四逆汤。热用猪苓汤、黄连鸡子黄汤及大承气汤诸法。

吐蛔渴　厥阴篇

厥阴，阴之尽也。阴尽阳生，且属风木，木中有火，主热症而言。《论》以消渴、气上冲心、心中疼热、饥不欲食、食则吐蛔、下之利不止为提纲，乌梅丸主之。自利下重饮水者，白头翁汤主之。凡一切宜发表法，备之太阳。一切宜攻里法，备之阳明。一切宜和解法，备之少阳。一切宜温补法，备之太阴。一切宜寒凉法，备之厥阴。一切寒热兼用法，备之少阴。此仲景《伤寒论》之六经与《内经·热病论》之六经不同也。

长沙论　叹高坚

仰之弥高，钻之弥坚。

存津液　是真诠

存津液是全书宗旨，善读书者，读于无字处。如桂枝汤甘温以解肌养液也；即麻黄汤直入皮毛，不加姜之辛热，枣之甘壅，以外治外，不伤营气，亦养液也；承气汤急下之，不使邪火灼阴，养液也；即麻黄附子细辛汤用附子以固少阴之根，令津液内守，不随汗涣，亦养液也；麻黄附子甘草汤以甘草易细辛，缓麻黄于中焦，取水谷之津而为汗，毫不伤阴，更养液也。推之理中汤、五苓散，必啜粥饮，小柴胡汤、吴茱萸汤皆用人参，何以而非养液之法乎？

汗吐下　温清悬

在表宜汗，在胸膈宜吐，在里宜下。寒者温之。热者清之。

补贵当　方而圆

虚则补之。合上为六法。曰方而圆者，言一部《伤寒论》全是活法。

规矩废　甚于今

自王叔和而后，注家多误。然亦是非参半，今则不知《伤寒论》为何物，规矩尽废矣。

二陈尚　九味寻

人皆曰二陈汤为发汗平稳之剂，而不知茯苓之渗，半夏之涩，皆能留邪生热，变成谵语、不便等症。人皆曰九味羌活汤视麻桂二汤较妥，而不知太阳病重须防侵入少阴。此方中有芩、地之苦寒，服之不汗，恐苦寒陷入少阴，变成脉沉细、但欲寐之症；服之得汗，恐苦寒戕伐肾阳，阳虚不能内固，变成遂漏不止之症。时医喜用此方，其亦知此方之流弊，害人匪浅也。

香苏外　平胃临

香苏饮力量太薄，不能驱邪尽出，恐余邪之传变多端。平胃散为燥湿消导之剂，仲景从无燥药发汗之法。且外邪未去，更无先攻其内法。

汗源涸　耗真阴

阴者，阳之家也。桂枝汤之芍药及啜粥，俱是滋阴以救汗源。麻黄汤之用甘草与不啜粥，亦是保阴以救汗源。景岳误认其旨，每用归、地，贻害不少。

邪传变　病日深

治之得法，无不即愈。若逆症、坏症、过经不愈之症，皆误治所致也。

目击者　实痛心

人之死于病者少，死于药者多。今行道人先学利口，以此药杀人，即以此药得名，是可慨也！吾知其殃在子孙。

医医法　脑后针

闻前辈云，医人先当医医。以一医而治千万人，不过千万人计耳。救一医便救千万人，救千万医便救天下后世无量恒河沙数人耳。余所以于医者脑后，痛下一针。

若瘟疫　治相侔

四时不正之气，及方土异气，病人秽气，感而成病，则为瘟疫。虽有从经络入、从口鼻入之分，而见证亦以六经为据，与伤寒同。

通圣散　两解求

仲师于太阳条，独挈出发热不恶寒而渴为温病，是遵《内经》"人伤于寒，则为热病；冬伤于寒，春必病温；先夏至日为病温，后夏至日为病暑"之三说也。初时用麻杏石甘汤，在经用白虎加人参汤，入里用承气汤及太阴之茵陈蒿汤，少阴之黄连阿胶汤、猪苓汤，厥阴之白头翁汤等，皆其要药，究与瘟疫之病不同也。瘟疫之病，皆新感乖戾之气而发，初起若兼恶寒者，邪从经络入，用人参败毒散为匡正托邪法。初起若兼胸满口吐黄涎者，邪从口鼻入，用藿香正气散为辛香解秽法。唯防风通圣散面面周到，即初起未必内实，而方中之硝、黄，别有妙用，从无陷邪之害。若读仲师书死于句下者，闻之无不咋舌，而不知其有利无弊也。

六法备　汗为尤

汗、吐、下、温、清、补，为治伤寒之六法。六法中唯取汗为要，以瘟疫得汗则生，不得汗则死。汗期以七日为准，如七日无汗，再俟七日以汗之。又参论中圣法，以吐之、下之、温之、清之、补之，皆所以求其汗也。详于《时方妙用》中。

达原饮　昧其由

吴又可谓病在膜原，以达原饮为首方，创异说以欺人，实昧其病由也。

司命者　勿逐流

医为人之司命，熟读仲圣书而兼临症之多者，自有定识，切不可随波逐流。

妇人经产杂病第二十三

妇人病　四物良

与男子同，唯经前产后异耳。《济阴纲目》以四物汤加香附、炙草为主，凡经前产后，俱以此出入加减。

月信准　体自康

经水一月一至，不愆其期，故名月信。经调则体自康。

渐早至　药宜凉

血海有热也，宜加味四物汤加续断、地榆、黄芩、黄连之类。

渐迟至　重桂姜

血海有寒也，宜加味四物汤加干姜、肉桂之类，甚加附子。

错杂至　气血伤

经来或早或迟不一者，气血虚而经乱也，宜前汤加人参、白术、黄芪之类。

归脾法　主二阳

《内经》云：二阳之病发心脾，有不得隐曲，为女子不月，宜归脾汤。

兼郁结　逍遥长

郁气伤肝，思虑伤脾，宜加味逍遥散。

种子者　即此详

种子必调经，以归脾汤治其源，以逍遥散治其流，并以上诸法皆妙，不必他求。唯妇人体肥厚者，恐子宫脂满，另用二陈汤加川芎、香附为丸。

经闭塞　禁地黄

闭塞脉实，小腹胀痛，与二阳病为女子不月者不同。虽四物汤为妇科所不禁，而经闭及积瘀实症，宜去地黄之濡滞，恐其护蓄，血不行也。加醋炒大黄二钱，桂枝一钱，桃仁二钱，服五六剂。

孕三月　六君尝

得孕三月之内，多有呕吐、不食，名恶阻，宜六君子汤。俗疑半夏碍胎，而不知仲师惯用之妙品也。高鼓峰云：半夏合参术为安胎、止呕、进食之上药。

安胎法　寒热商

四物汤去川芎为主，热加黄芩、白术、续断，寒加艾叶、阿胶、杜仲、白术。大抵胎气不安，虚寒者多。庸医以胎火二字惑人，误人无算。

难产者　保生方

横生倒产、浆水太早、交骨不开等症，宜保生无忧散。

开交骨　归芎乡

交骨不开，阴虚故也，宜加味芎归汤。

血大下　补血汤

胎，犹舟也。血，犹水也。水满则舟浮。血下太早，则干涸而胎阻矣，宜当归补血汤加附子三钱。欲气旺则血可速生，且欲气旺而推送有力，加附子者取其性急，加酒所以速芪、归之用也。保生无忧散治浆水未行，此方治浆水过多，加味归芎汤治交骨不开，三方鼎峙，不可不知。

脚小指　艾火烫

张文仲治妇人横产手先出，诸般服药不效，以艾火如小麦大，灸产妇右脚小指头尖，下火立产。

胎衣阻　失笑匡

胎衣不下，宜以醋汤送失笑散三钱，即下。

产后病　生化将

时医相传云，生化汤加减，治产后百病。若非由于停瘀而误用之，则外邪反入于血室，中气反因以受伤，危症蜂起矣。慎之！慎之！

合诸说　俱平常

以上相沿之套法，轻病可愈，治重病则不效。

资顾问　亦勿忘

商治时不与众医谈到此法，反为其所笑。

精而密　长沙室

《金匮要略》第二十卷、第二十一卷、第二十二卷，义精而法密。

妊娠篇　丸散七

《妊娠篇》凡十方：丸散居七，汤居三。盖以汤者，荡也。妊娠以安胎为主，攻补俱不宜骤，故缓以图之，即此是法。

桂枝汤　列第一

此汤表症得之为解肌和营卫，内症得之为化气调阴阳。今人只知为伤寒首方，此于《妊娠篇》列为第一方以喝醒千百庸医之梦，亦即是法。师云：妇人得平脉，阴脉小弱，其人渴不能食，无寒热，名妊娠。桂枝汤主之。注：阴搏阳别为有子，今反云阴脉弱小，是孕只两月，蚀下焦之气，不能作盛势也，过此则不然。妊娠初得，上下本无病，因子室有凝，气溢上下，故但以芍药一味固其阴气，使不得上溢。以桂、姜、甘、枣扶上焦之阳，而和其胃气，但令上焦之阳气充，能御相侵之阴气足矣。未尝治病，正所以治病也。

附半姜　功超轶

时医以半夏、附子坠胎不用，干姜亦疑其热而罕用之，而不知附子补命门之火以举胎，半夏和胃气以安胎，干姜暖土脏使胎易长。俗子不知。

内十方　皆法律

桂枝汤治妊娠，附子汤治腹痛少腹如扇，茯苓桂枝丸治三月余漏下、动在脐上为癥痼，当归芍药散治怀妊腹中疠痛，干姜人参半夏丸治妊娠呕吐不止，当归贝母苦参丸治妊娠小便难，当归散妊娠常服，白术散妊娠养胎，方方超妙，用之如神。惟妊娠有水气、身重、小便不利、恶寒、起即头眩，用葵子茯苓散不能无疑。

产后篇　有神术

共九方。

小柴胡　首特笔

妊娠以桂枝汤为第一方，产后以小柴胡汤为第一方。即是此法。新产妇人有三病：一者病痉，二者病郁冒，三者大便难。产妇郁冒，脉微弱，呕不能食，大便反坚，但头汗出，以小柴胡汤主之。

竹叶汤　风痉疾

《金匮》云：产后中风、发热、面正赤、喘而头痛，竹叶汤主之。钱院使注云：中风之下，当有病痉者三字。按：庸医于此症，以生化汤加姜、桂、荆芥、益母草之类，杀人无算。

阳旦汤　功与匹

即桂枝汤增桂加附子，《活人》以桂枝汤加黄芩者误也。风乘火势，火借风威，灼筋而成痉。宜竹叶汤。若数日之久，恶寒症尚在，则为寒风，宜此汤。二汤为一热一寒之对子。师云：产后风续续数十日不解，头微痛，恶寒。时时有热，心下闷，干呕，汗出虽久，阳旦证续在者，可与阳旦汤。

腹痛条　须详悉

此下八句，皆言腹痛不同，用方各异。

羊肉汤　疠痛谧

疠痛者，痛之缓也，为虚症。

痛满烦　求枳实

满烦不得卧，里实也，宜枳实芍药散。二味无奇，妙在以麦粥下之。

着脐痛　下瘀吉

腹中有瘀血，著于脐下而痛，宜下瘀血汤。

痛而烦　里热窒

小腹痛虽为停瘀，而不大便。日晡烦躁、谵语，非停瘀专症也。血因热裹而不行，非血自结于下，但攻其瘀而可愈也。《金匮》以大承气汤攻热。

攻凉施　毋固必

攻有大承气汤，凉有竹皮大丸、白头翁加甘草阿胶汤。《金匮》云：病解能食，七八日更发热者，此为胃实，大承气汤主之。又云：妇人乳中虚，烦乱呕逆，安中益气，竹皮大丸主之。又云：产后下利虚极，白头翁加甘草阿胶汤主之。读此，则知丹溪产后以大补气血为主，余以末治之说为大谬也。

杂病门　还熟读

《金匮》云：妇人之杂病。以因虚、积冷、结气六字为纲。至末段谓千变万端，总出于阴阳虚实。而独以弦紧为言者，以经阻之始，大概属寒，气结则为弦，寒甚则为紧，以此为主，而参之兼脉可也。

二十方　效俱速

随证详　难悉录

唯温经　带下服

十二癥、九痛、七害、五伤、三痼共三十六种。因经致病，统名曰带下。言病在带脉，非近时赤白带下之说也。温经汤治妇人年五十，前阴下血、暮发热、手掌烦热、腹痛、口干云云。其功实不止此也。

甘麦汤　脏躁服

《金匮》云：妇人脏躁，悲伤欲哭，象如神灵所作，数欠伸，甘麦大枣汤主之。

药到咽　效可卜

闽中诸医，因余用此数方奇效，每缮录于读本之后，亦医风之将转也。余日望之。

道中人　须造福

小儿第二十四

小儿病　多伤寒

喻嘉言曰：方书谓小儿八岁以前无伤寒，此胡言也。小儿不耐伤寒，初传太阳一经，早已身强多汗，筋脉牵动，人事昏沉，势已极于本经，误药即死，无由见其传经，所以谓其无伤寒也。俗云惊风皆是。

稚阳体　邪易干

时医以稚阳为纯阳，生死关头，开手便错。

凡发热　太阳观

太阳主身之表，小儿腠理未密，最易受邪。其症头痛项强，发热恶寒等，小儿不能自明，唯发热一扪可见。

热未已　变多端

喻嘉言曰：以其头摇手动也，而立抽掣之名；以其卒口噤、脚挛急也，而立目斜、心乱、搐搦之名；以其脊强背反也，而立角弓反张之名。造出种种不通名目，谓为惊风。而用攻痰、镇惊、清热之药，投之立死矣。不知太阳之脉起于目内眦，上额交巅入脑，还出别下项，夹脊抵腰中，是以见上诸症。当时若以桂枝汤照法服之，则无余事矣。过此失治，则变为痉症。无汗用桂枝加葛根汤，有汗用桂枝加瓜蒌根汤，此太阳而兼阳明之治。抑或寒热往来，多呕，以桂枝汤合小柴胡汤或单用小柴胡汤，此太阳而兼少阳之治也。

太阳外　仔细看

喻嘉言云：三日即愈为贵，若待经尽方解，必不能耐矣。然亦有耐得去而传他经者，亦有即时见他经之症者。宜细认之。

遵法治　危而安

遵六经提纲之法而求之，详于《伤寒论》。

若吐泻　求太阴

太阴病以吐食、自利、不渴、手足自温、腹时痛为提纲，以理中汤主之。

吐泻甚　变风淫

吐泻不止，则土虚而木邪乘之。《左传》云：风淫末疾。末，四肢之末也。即抽掣挛急之象。

慢脾说　即此寻

世谓慢脾风多死，而不知即太阴伤寒也。有初时即伤于太阴者，有渐次传入太阴者，有误用神曲、麦芽、山楂、莱菔子、枳壳、葶苈、大黄、瓜蒌、胆南星等药陷入太阴者。即入太阴，其治同也。如吐泻后，冷汗不止，手足厥逆，理中汤加入附子，或通脉四逆汤、白通汤佐之，此太阴而兼少阴之治也。如吐泻手足厥冷，烦躁欲死，不吐食而吐涎沫，服理中汤不应，宜吴茱萸汤佐之，此太阴而兼厥阴之治也。若三阴热化之证，如太阴腹时痛时止，用桂枝加芍药汤。大便实而痛，用桂枝加大黄汤。少阴之咳而呕渴，心烦不得眠，宜猪苓汤。心中烦，不得卧，宜黄连阿胶汤。厥阴之消渴气冲，吐蛔下利，宜乌梅丸。下利后重，喜饮水，用白头翁汤等症亦间有之。熟《伤寒论》者自知，而提纲不在此也。

阴阳证　二太擒

三阳独取太阳，三阴独取太阴，擒贼先擒王之手段也。太阳、阳明、少阳为三阳，太阴、少阴、厥阴为三阴。

千古秘　理蕴深

喻嘉言通禅理，后得异人所授，独得千古之秘。胡卣臣曰：习幼科者，能虚心领会，便可免乎殃咎，若骇为异说，则造孽无极矣。

即痘疹　此传心

痘为先天之毒，伏于命门，因感外邪而发。初起时用桂枝汤等，从太阳以化其气，气化则毒不留，自无一切郁热诸症，何用服连翘、紫草、牛蒡、生地、犀角、石膏、芩、连诸药，以致寒中变症乎？及报点已齐后，冀其浆满，易于结痂而愈，当求之太阴，用理中汤等补中宫土气，以为成浆脱痂之本，亦不赖保元汤及鹿茸、人乳、糯米、桂圆之力也。若用毒药取浆，先损中宫土气，浆何由成？误人不少！此古今痘书所未言，唯张隐庵《侣山堂类辨》微露其机于言外，殆重其道而不敢轻泄欤？疹症视痘症稍轻，亦须知此法。高士宗《医学真传》有桂枝汤加金银花、紫草法。

谁同志　度金针

附：敷药拔风害人说

《金匮》云：人得风气以生长。此一语最精。风即气也，人在风中而不见风，犹鱼在水中而不见水，鼻息出入，顷刻离风即死。但风静即为养人之和风，风动即为杀人之邪风。若大人之中风、小儿之惊风、卒倒、抽掣、角弓反张、目上视、喝口流涎，皆风动之象，即气之乘也。医者宜化邪风为和风，即所以除邪气而匡正气。闽中市医，遇小儿诸病及惊痫危症，以蓖麻子、巴豆、南星、莱菔子、全蝎、大黄、急性子、皂角为末，加樗皮、冰片、麝香，以香油或白蜜，或姜、葱汁调，敷于囟门以及胸中、脐中、足心，为拔风法。秘其方以射利，十敷十死。既死而仍不归怨之者，以为外敷之法，不妨姑试，俟未效而即去之，似不为害。而不知一敷之后，元气为其拔散，即揭去其药，而既散之气，永不能使之复聚矣。况囟门为元阳之会，胸中为宗气之宅，脐中为性命之根，足心为肾脉之本，皆不可轻动。昔人以附、海狗肾补药敷于脐中而蒸之，名医犹且戒其勿用，况大伤人之物乎！凡以保赤为心者，宜共攻此法。而又有惑于急惊、慢惊、食积之说，惯用羌活、独活、防风、秦艽、前胡、赤芍、钩藤、荆芥、天麻、厚朴、神曲、山楂、苍术、胆星、葶苈子、萝卜子、贝母、牛黄、朱砂、天竺黄、枳壳、杏仁、石菖蒲、甘草，或合为一方，或分为二三方者，亦五十步笑百步耳。

卷　三

中风方

小续命汤（《千金》）　**中风总方。**

麻黄去节根　人参　黄芪　川芎　白芍　炙草　杏仁　防己　桂枝　防风各一钱　附子五分，炮

加生姜三片，水二杯半，先煎麻黄至二杯，入诸药，煎八分服。

《古今录验》续命汤　治中风风痱，身体不能自收持，口不言，昏冒不知痛处，或拘急，不能转侧。方出《金匮》附方。

麻黄　桂枝　当归　人参　石膏　干姜　甘草各三钱　川芎一钱五分　杏仁十三枚，又一钱取三分之一

水三杯，煎一杯，温服。当小汗，薄覆脊凭几，汗出则愈。不汗更服。无所忌，勿当风。并治但伏不得卧，咳逆上气，面目浮肿。

三化汤　治热风中脏，大便不通。

大黄　羌活　枳壳各三钱

水二杯，煎八分服。

稀涎散　治中风口噤，并治单蛾、双蛾。

巴豆六枚，每枚分作两片　牙皂三钱，切　明矾一两

先将矾化开，却入二味搅匀，待矾枯为末，每用三分吹喉中。痰盛者灯心汤下五分，在喉即吐，在膈即下。

参附汤　元气暴脱，以此方急回其阳，可救十中一二。

人参一两　附子五钱

水二杯半，煎八分服。此汤治肾气脱。以人参换白术，名术附汤，治脾气脱。换黄芪名芪附汤，治卫气脱。换当归名归附汤，治营气脱。

三生饮　治寒风中脏，四肢厥冷，痰涎上涌。

生乌头二钱　生南星二钱　生附子三钱　木香五分　生姜五片

水二杯，煎七分。薛氏用人参一两，煎汤半杯调服。

防风通圣散　治热风卒中，外面经络手足瘫痪，内而脏腑二便闭塞，用此两解之。较之三化汤较妥，亦为类中风实火治法。所用表药，火郁发之之义也；所用下药，釜下抽薪之义也。

防风　荆芥　连翘　麻黄　薄荷　川芎　当归　白芍　白术　山栀　大黄　芒硝各五分　黄芩　石膏　桔梗各一钱　甘草二钱　滑石三钱

水二杯，加生姜三片，煎八分服。自利去硝、黄。自汗去麻黄加桂枝。涎嗽加半夏、五味。

地黄饮子　治类中风肾虚火不归源，舌强不能言，足废不能行。类中风虚火治法。

熟地　山茱肉　远志　巴戟天　石斛　石菖蒲　五味子　肉苁蓉洗　肉桂　麦冬　附子　茯苓各三钱

加薄荷叶七叶，水二杯，煎八分服。此方法在轻煎，不令诸药之味尽出。其性厚重，以镇诸逆；其气味轻清，速走诸窍也。

补中益气汤　治劳役饥饱过度，致伤元气，气虚而风中之。此类中风气中虚证，更有七气上逆，亦名气中，宜越鞠丸之类。

炙芪二钱　人参　白术炒　当归各一钱　炙草　陈皮各五分　升麻　柴胡各三分

加生姜三片，大枣二枚，水二杯，煎八分服。

二陈汤　痰饮通剂。

陈皮一钱五分　半夏　茯苓各三钱　炙草一钱

加生姜三片，水三杯，煎七分服。加白术一钱，苍术二钱，竹沥汤四汤匙，生姜汁二汤匙，名加味二陈汤，治类中风痰中证。亦名湿中，以湿生痰也。加枳实、胆南星、竹茹，名涤痰汤。

加味六君子汤　治中风王道之剂。方见"隔食"。

加麦冬三钱为君，附子一钱为使，再调入竹沥五钱，生姜汁二钱，以行经络之痰，久服自愈。

资寿解语汤（喻嘉言）　治中风脾缓，舌强不语，半身不遂，与地黄饮子同意。但彼重在肾，此重在脾。

防风　附子　天麻　枣仁各二钱　羚角　肉桂各八分　羌活　甘草各五分

水二杯，煎八分，入竹沥五钱，姜汁二钱五分服。

喻嘉言治肾气不荣于舌本，加枸杞、首乌、生地、菊花、天冬、石菖蒲、元参。

侯氏黑散（《金匮》）　治大风四肢烦重，心中恶寒不足者。《外台》治风癫。

菊花四两　白术　防风各一两　桔梗八钱　细辛　茯苓　牡蛎　人参　矾石　当归　川芎　干姜　桂枝各三钱　黄芩五钱

上十四味，杵为散，酒服方寸匕约有八分，余每用一钱五分。日二服，温酒调服。忌一切鱼肉、大蒜，宜常冷食，六十日止，热即下矣。

风引汤（《金匮》）　除热瘫痫。治大人风引，少小惊痫瘈疭，日数十发。

大黄　干姜　龙骨各一两　桂枝一两五钱　甘草　牡蛎各一两　寒水石　赤石脂　滑石　紫石英　白石脂　石膏各三两

上十二味，研末粗筛，用韦布盛之。取三指约六七钱重，井花水一杯，煎七分，温服。按：干姜宜减半。

附录中风俗方杀人以示戒

俗传中风方　风症以攻痰为大戒。凡人将死之顷，皆痰声漉漉，不独中风一症。元阳无主，一身之津血俱化为痰，欲攻尽其痰，是欲攻尽其津血也。故寻此为戒。

胆南星寒腻，大伤胃气，且能引痰入于心包、肝、胆以成痼疾。制一二次者力尚轻，若九制则为害愈酷。　枳壳耗散元气，痰盛得此，暂开少顷，旋而中气大伤，痰涎如涌。　石菖蒲能开心窍，心窍开则痰涎直入其中，永无出路。　半夏此药虽能降逆开结，但与胆星同用，未免助纣为虐。　秦艽　羌活　钩藤　天麻　羚角　防风以上六味虽风证所不忌，但无要药以主持之，亦徒成糟粕无用之物。　天竺黄真者难得，然亦治火痰之标品。僵蚕虽祛风之正药，但力薄不足恃。　牛黄虽为风痰之妙药，然与胆南星、石菖蒲、枳壳同用，则反引痰入于心窍，驱之弗出矣。竹沥以姜汁和之，虽能驱经络之痰，而与胆星等同用，不得中气之输布，反致寒中败胃之患。　甘草虽为元老之才，但与诸药同用，小人道长，君子道消，亦无如之何矣。

以上诸品，或作一方，或分作二三方。患者误服之，轻者致重，重者即死；即幸免于死，亦必变为痴呆及偏枯无用之人矣。戒之！戒之！

虚痨方

归脾汤　此方补养后天第一药。治食少不眠怔忡，吐血下血，大便或溏或秘，妄梦健忘，七情所伤，遗精带浊，及女子不月等证。

炙芪三钱　人参　白术蒸　枣仁炒黑　当归身　龙眼肉　茯神各二钱　木香五分　炙草一钱　远志五分，去心

水三杯，煎八分，温服。高鼓峰去木香加白芍一钱五分，甚妙。咳嗽加麦冬二钱，五味七分。郁气加贝母二钱，脾虚发热加丹皮、栀子。

六味地黄丸　壮水之主，以制阳光。凡一切吐血下血，咳嗽不眠，骨蒸遗精淋浊，属于阴虚者，无不统治之。

熟地八两　山黄肉　怀山药各四两　丹皮　茯苓　泽泻各三两

研末，炼蜜为丸，如桐子大，晒干。每服三钱，淡盐汤送下，一日两服。加五味子名都气丸，加麦冬名八仙长寿丸，治咳嗽。本方减两为钱，水煎服，名六味地黄汤。

八味地黄丸　益火之源，以消阴翳。治腰膝无力，饮食不进，肿胀疝瘕，阳痿遗精带浊。属于元阳虚者，无不统治之。即六味丸加附子、肉桂各一两。本方去附子名七味丸，能引火归源。本方去附子加五味子名加减八味丸，治大渴不止。本方加牛膝、车前子，名《济生》肾气丸俗名《金匮》肾气丸，治水肿喘促。本方减两为钱，水煎服，名八味汤。

小建中汤（仲景）　此方为治虚痨第一方，今人不讲久矣。凡痨证必有蒸热，此方有姜桂以扶心阳，犹太阳一出，则爝火无光，即退热法也。凡痨证必饮食日少，此方温脾，即进食法也。凡痨证必咳嗽，此方补土以生金，即治嗽法也。凡痨证多属肾虚，此方补脾以输精及肾，所谓精生于谷也。今人不能读仲景书，反敢侮谤圣法，徒知生脉、六味、八味、归脾、补中，及款冬、贝母、玉竹、百合、苏陈酱、地黄炭之类，互服至死，诚可痛恨！

生白芍三钱　桂枝一钱五分　炙草一钱

加生姜一钱五分，大枣二枚，水二杯，煎八分，入饴糖三钱五分烊服。加黄芪二钱名黄芪建中汤，治虚痨诸不足。饱闷者去大枣加茯苓二钱，气逆者加半夏一钱五分，此方人参、当归、白术，俱随宜加之。

《金匮》炙甘草汤　肺燥肺痿咽痛、脉代等症。

生地四钱　桂枝木一钱　阿胶一钱五分　炙草二钱　人参一钱　麦冬二钱五分　枣仁原方火麻仁，一钱五分

加生姜一钱，大枣二枚，水一杯，酒半杯，煎八分服。

喻嘉言清燥救肺汤　治燥气郁而成痨。

桑叶经霜者，去蒂，三钱　人参一钱　石膏二钱三分，研　杏仁去皮尖，一钱二分　甘草一钱二分　麦冬一钱　枇杷叶去毛蜜炙，一钱三分　黑芝麻一钱五分，炒研

水二杯半，煎八分，热服。痰多加贝母三钱。或加梨汁半盏。

《金匮》薯蓣丸　治虚痨诸不足，风气百疾。

薯蓣三十分　当归　桂枝　神曲　干地黄　豆黄卷各十分

甘草二十八分　人参　阿胶各七分　芎䓖　芍药　白术　麦冬
杏仁　防风各六分　柴胡　桔梗　茯苓各五分　干姜三分　白
蔹二分　大枣百枚为膏

上二十一味，末之，炼蜜和丸如弹子大，空腹酒服一丸。
一百丸为剂。分，去声。古以二钱半为一分。

《金匮》**大黄䗪虫丸**　治五劳虚极羸瘦，腹满不能饮食，
食伤、忧伤、房室伤、饥伤、劳伤、经络荣卫伤，内有干血，
肌肉甲错，目黯黑，缓中补虚。

大黄十分，蒸　黄芩二两　甘草三两　桃仁一升　杏仁一
升　芍药四两　干漆一两　干地黄十两　虻虫一升　水蛭百个
蛴螬一升　䗪虫半升

上十二味，末之，炼蜜丸如小豆大，酒服五丸，日三服。

愚按：以搜血之品，为补血之用，仿于《内经》四乌鲗
骨一芦茹丸。张路玉以此丸药料及鲍鱼入绒毛鸡腹内，黄酒童
便煮烂，汁干，将鸡去骨取肉，同诸药悬火上烘干为末，加炼
蜜为丸。每服二钱，以黄酒送下，日三服。代䗪虫丸甚妥。

咳嗽诸方

六安煎（景岳）　治外感咳嗽。
半夏二钱　陈皮一钱五分　茯苓二钱　甘草一钱　杏仁二
钱，去皮尖　白芥子一钱，炒研

加生姜七片，水煎服。寒甚加细辛七分。愚每用必去白芥
子加五味子、干姜、细辛。

小青龙汤　治一切咳嗽。方见"伤寒"。方中随寒热虚实
加减，唯细辛、干姜、五味三药不去，读《金匮》者自知。

加减小柴胡汤　治发热咳嗽。
柴胡四钱　半夏二钱　黄芩　炙草各一钱五分　干姜一钱
五味子八分

水二杯半，煎一杯半，去滓，再煎八分，温服，一日
二服。

五味子汤（《千金》）　治伤燥咳唾中有血，牵引胸胁痛，

皮肤干枯。

　　五味子五分，研　桔梗　甘草　紫菀茸　续断　竹茹　桑
根皮各一钱　生地黄二钱　赤小豆一撮，即赤豆之细者

　　上九味，水煎空心服。《秘旨》加白蜜一匙。

　　愚按：赤豆易生扁豆五钱，囫囵不研，最能退热补肺，但
有寒热往来忌之。去续断、赤豆、地黄，加葳蕤、门冬、干
姜、细辛亦妙。

　　麦门冬汤 (《千金》)　治大病后火热乘肺，咳唾有血，胸
膈胀满，上气羸瘦，五心烦热，渴而便秘。

　　麦门冬二钱，去心　桔梗　桑根皮　半夏　生地黄　紫菀
茸　竹茹各一钱　麻黄七分　甘草五分，炙　五味子十粒，研
生姜一片

　　上十一味，水煎，空心服。

疟疾方

　　小柴胡汤 (方见"伤寒")　一切疟病俱治。

痢症方

　　芍药汤　行血，则脓血自愈；调气，则后重自除。三日内
俱可服。

　　白芍　当归各二钱半　黄连　黄芩各一钱二分　肉桂四分
槟榔一钱　木香六分　甘草四分　大黄一钱，虚人不用　厚朴
一钱，炙　枳壳一钱　青皮五分

　　水二杯，煎八分，温服。小便不利加滑石、泽泻。滞涩难
出，虚者倍归、芍，实者倍大黄。红痢加川芎、桃仁。

　　人参败毒散　喻嘉言最重此方，令微汗则阳气升，而陷者
举矣。此法时医不讲，余每用此方加陈仓米四钱，或加黄芩、
黄连，屡用屡效。

　　羌活　独活　前胡　柴胡　川芎　枳壳　茯苓　桔梗　人
参以上各一钱　甘草一分

　　水二杯，加生姜三片，煎七分服。加仓米名仓廪汤，治噤

口痢。

心腹痛胸痹方

乌梅丸（方见"伤寒"）　治虫痛。

苏合香丸　治疰痛。

拙著《从众录》有方论。又鬼疰不去，宜虎骨、鹿茸、羚羊角、龙骨各三钱，以羊肉汤煎，入麝香少许服。取腥膻之味，引浊阴之气从阴而泄，此喻嘉言《寓意草》法也。

香苏饮　治气痛。一切感冒俱佳。

香附二钱，制研　紫苏叶三钱　陈皮　甘草各一钱

加生姜五片，水二杯，煎八分服。心痛加元胡二钱，酒一盏。

七气汤（亦名四七汤）　治七情之气郁逆。

半夏　厚朴　茯苓各三钱　紫苏叶一钱

加生姜三片，水二杯，煎八分服。

百合汤　治心口痛诸药不效。亦属气痛。

百合一两　乌药三钱

水三杯，煎八分服。此方余自海坛得来。

失笑散　治一切血滞作痛如神。

五灵脂醋炒　蒲黄各一两

共研末，每服三钱，以醋汤送下，日二服。

桃仁承气汤　治心腹痛，大便不通，其人如狂，属死血。

桂枝二钱　桃仁十七枚，去皮尖　大黄四钱　芒硝七分
甘草七分

水二杯，煎八分，去滓，入硝二沸，温服。

丹参饮　治心胸诸痛神验，妇人更宜。亦属血痛。亦可通治诸痛。

丹参一两　白檀香要真者极香的切片　砂仁各一钱

水二杯，煎八分服。

妙香散（方见"遗精"）

平胃散　治一切饮食停滞。

苍术　厚朴炒　陈皮各二钱　甘草一钱

加生姜五片，水二杯，煎八分服。肉积加山楂。面积加麦芽、莱菔子。谷积加谷芽，酒积加葛根、砂仁。

二陈汤（方见"中风"）

十枣汤　治水饮作痛。峻剂，不可轻用。

大戟　芫花炒　甘遂各等分，研末

用大枣十枚，水二杯，煎七分，去滓，入药方寸匕（约有七分）服。次早当下，未下，再一服。服后体虚，以稀粥调养。

理中汤（方见"伤寒"）　治冷痛。

吴茱萸汤（仲景）治冷痛。通治食谷欲呕，头痛如破，烦躁欲死者，及大吐不已之症。

吴茱萸汤泡，二钱五分　人参一钱五分　大枣五枚　生姜三钱，切片

水二杯，煎八分，温服。

金铃子散　治心口痛及胁痛、腹痛，如神。属热者。

金铃子去核　元胡索各二两，研末

每服三钱，黄酒送下。

厚朴三物汤（《金匮》）治心腹实痛，大便闭者。

厚朴四钱　大黄二钱　枳实一钱五分

水二杯，煎八分，温服。

厚朴七物汤（《金匮》）

即前方加桂枝、甘草各一钱五分，生姜二钱五分，大枣五枚。

水二杯，煎八分服。呕者加半夏一钱。寒多者加生姜一钱五分。

附子粳米汤（《金匮》）治腹中寒气，雷鸣切痛，胸胁逆满，呕吐。

附子二钱，制　半夏四钱　炙草一钱　粳米五钱，布包大枣一枚

水三杯，煎八分，温服，日夜作三服。

大黄附子汤（《金匮》）胁下偏痛，发热脉紧弦者。

大黄　附子各二钱　细辛一钱

水二杯，煎八分服。

当归生姜羊肉汤（《金匮》）治心腹诸痛虚极，诸药不效者，一服如神。及胁痛里急，妇人产后腹中病原疠痛。

当归七钱五分　生姜一两二钱五分　羊肉四两，去筋膜，用药戥秤方准

水五杯，煎取二杯，温服一杯，一日两服。若寒多者加生姜五钱。痛多而呕者加橘皮五钱，白术二钱五分。

栝楼薤白白酒汤（《金匮》）　治胸痹喘息咳唾，胸背痛，寸沉迟，关上小紧。

瓜蒌连皮子捣，五钱　薤白如干者用三钱，生者用六钱

白酒三杯，煎八分服。加半夏二钱，名瓜蒌薤白半夏汤，治胸痹不得卧，心痛彻背。

大建中汤（《金匮》）　治胸大寒痛，呕不能饮食，腹中寒，上冲皮起，出见有头足，上下痛不可触近。

川椒三钱，微炒出汗　干姜四钱　人参三钱

水二盅，煎一盅，去滓，入胶饴四钱，煎取八分，温服。如一炊顷，可食热粥半碗。

隔食反胃方

左归饮（景岳）　即六味汤去丹皮、泽泻，加枸杞、炙草。

启膈饮（《心悟》）　治食入即吐。

川贝母一钱五分，切片不研　沙参三钱　丹参二钱　川郁金五分　干荷蒂三个　砂仁壳四分　杵头糠二钱，布包茯苓一钱五分　石菖蒲四分

水二杯，煎八分服。

大半夏汤（《金匮》）　治反胃。

人参二钱　半夏俗用明矾，制者不可用，只用姜水浸二日，一日一换。清水浸三日，一日一换。滤起蒸熟，切片晒干

四钱。

长流水入蜜扬二百四十遍，取二杯半，煎七分服。

吴茱萸汤（疗见"心腹痛"）

六君子汤 此方为补脾健胃、祛痰进食之通剂，百病皆以此方收功。

人参 白术炒 茯苓 半夏各二钱 陈皮 炙草各一钱

加生姜五片，大枣二粒。水二杯，煎八分服。治反胃宜加附子二钱，丁香、藿香、砂仁各一钱。

附子理中汤 治反胃。

即理中汤加附子三钱。治反胃加茯苓四钱，甘草减半。

附隔食方法：《人镜经》曰：《内经》云三阳结谓之隔。盖足太阳膀胱经水道不行，手太阳小肠经津液枯槁，足阳明胃经燥粪结聚，所以饮食拒而不入，纵入太仓，还出喉咙。夫肠胃一日一便，乃常度也。今五七日不便，陈物不去，新物不纳，宜用三一承气汤节次下之，后用脂麻饮啜之。陈腐去而肠胃洁，癥瘕尽而营卫昌，饮食自进矣。

三一承气汤

大黄 芒硝 甘草 厚朴 枳实各一钱

水二杯，煎八分服。按：此方太峻，姑存之以备参考。

气喘方

苏子降气汤 治上盛下虚气喘等证。

紫苏子二钱，微炒 前胡 当归 半夏 陈皮 厚朴各一钱 沉香 炙草各五分

加生姜三片，大枣二枚，水二杯，煎八分服。

葶苈大枣泻肺汤（《金匮》） 治支饮满而肺气闭，气闭则呼吸不能自如，用此苦降，以泄实邪。

葶苈子隔纸炒研如泥，二钱二分

水一杯半，大枣十二枚，煎七分，入葶苈子服之。

十枣汤（方见"心腹痛"）

小青龙汤（方见"伤寒"）

贞元饮（景岳）　阴血为阳气之依归，血虚则气无所依，时或微喘，妇人血海常虚，多有此症。景岳方意，在济之缓之四字。济之以归、地，缓之以甘草，颇有意义。今人加紫石英、黑铅之重镇，则失缓之之义；加沉香、白芥子之辛香，则失济之之义矣。且此方非为元气奔脱而设，时医每遇大喘之症，必以此方大剂与服。气升则火升，偶得濡润之药，气亦渐平一晌，旋而阴柔之性，与饮水混为一家，则胸膈间纯是阴霾之气，其人顷刻归阴矣。吾乡潘市医倡此法以局人神智，无一人悟及，诚可痛恨！

熟地黄五七钱或一二两　当归身三四钱　炙草一二三钱
水三四杯，煎八分服。

苓桂术甘汤（《金匮》）　治气短。喻嘉言云：此治呼气短。

茯苓四钱　白术　桂枝各二钱　炙草一钱五分
水二杯，煎八分服。

肾气丸（《金匮》）　治气短。喻嘉言云：此治吸气短。即八味地黄丸，但原方系干生地黄、桂枝。

茯苓甘草大枣汤（仲景）　治气喘脐下动气，欲作奔豚。

茯苓六钱　桂枝　甘草炙，各二钱　大枣四枚
用甘澜水三杯半，先煎茯苓至二杯，入诸药，煎七分服。作甘澜水法：取长流水扬之数百遍，或千遍愈妙。

真武汤（仲景）　镇水逆、定痰喘之神剂。方见“伤寒”。宜倍茯苓。咳嗽甚者，去生姜，加干姜一钱五分，五味、细辛各一钱。

黑锡丹　治脾肾虚冷，上实下虚，奔豚，五种水气，中风痰潮危急。

喻嘉言曰：凡遇阴火逆冲，真阳暴脱，气喘痰鸣之急症，舍此方再无他法可施。予每用小囊佩带随身，恐遇急症不及取药，且欲吾身元气温养其药，藉手效灵，厥功历历可纪。即痘症倒塌逆候，服此亦可回生。

沉香　附子炮　胡芦巴　肉桂各五钱　小茴香　补骨脂

肉豆蔻　木香　金铃子去核，各一两　硫黄　黑铅与硫黄炒成
砂子，各三两

上为末，酒煮面糊丸梧子大，阴干，以布袋擦令光莹。每
服四五十丸，姜汤送下。

血症方

麻黄人参芍药汤（东垣）　治吐血外感寒邪，内虚蕴热。

桂枝五分，补表虚　麻黄去外寒　黄芪实表益卫　炙甘草
补脾　白芍安太阴　人参益元气而实表　麦冬补肺气，各三分
五味子五粒，安肺气　当归五分，和血养血

水煎，热服。按：此方以解表为止血，是东垣之巧思幸
中，非有定识也。观其每味自注药性，俱悖圣经，便知其陋。

甘草干姜汤（《金匮》）

炙甘草四钱　干姜二钱，炮

水二杯，煎八分服。

柏叶汤（《金匮》）　治吐血不止。

柏叶生用三钱，无生者用干者二钱　干姜一钱　艾叶生用
二钱，如无生者用干者一钱

水四杯，取马通二杯，煎一杯服。如无马通，以童便二
杯，煎八分服。

黄土汤（《金匮》）　治先便后血为远血。亦治衄血、吐
血、血不止。

灶心黄土八钱，原方四钱　生地　黄芩　甘草　阿胶　白
术　附子炮，各一钱五分

水三杯，煎八分服。

赤小豆散（《金匮》）治先血后便为近血。

赤小豆浸令出芽，晒干，一两　当归四钱

共研末，每服三钱，浆水下即洗米水，三日后有酸味是
也。按：凡止血标药，可随宜作引，血余灰可用一二两同煎，诸
血皆验、栀子、茜草、干侧柏治上血，槐花、生地黄、乌梅、
续断治血崩。凡下血及血痢，口渴后重，脉洪有力者为火盛。

可用苦参子去壳，仁勿破，外以龙眼肉包之，空腹以仓米汤送下九粒，一日二三服，渐至十四粒，二日效。

水肿方

五皮饮　此方出华元化《中藏经》，以皮治皮，不伤中气，所以为治肿通用之剂。

大腹皮酒洗　桑白皮生，各三钱　云苓皮四钱　陈皮三钱　生姜皮一钱

水三杯，煎八分，温服。上肿宜发汗，加紫苏叶、荆芥各二钱，防风一钱，杏仁一钱五分。下肿宜利小便，加防己二钱，木通、赤小豆各一钱五分。喘而腹胀加生莱菔子、杏仁各二钱。小便不利为阳水，加赤小豆、防己、地肤子。小便自利者为阴水，加白术二钱，苍术、川椒各一钱五分。热加海蛤三钱，知母一钱五分。寒加附子、干姜各二钱，肉桂一钱。呕逆加半夏、生姜各二钱。腹痛加白芍二钱，桂枝一钱，炙甘草一钱。

导水茯苓汤　治水肿，头面、手足、遍身肿如烂瓜之状，按而塌陷。胸腹喘满，不能转侧安睡，饮食不下。小便秘涩，溺出如割，或如黑豆汁而绝少。服喘嗽气逆诸药不效者，用此即渐利而愈。

泽泻　赤茯苓　麦门冬去心　白术各三两　桑白皮　紫苏　槟榔　木瓜各一两　大腹皮　陈皮　砂仁　木香各七钱五分

上㕮咀，每服一二两，水二杯，灯草三十根，煎八分，食远服。如病重者可用药五两，又加麦冬及灯草半两，以水一斗，于砂锅内熬至一大碗，再下小锅内，煎至一盏。五更空心服。

加减《金匮》肾气丸　治脾肾两虚，肿势渐大，喘促不眠等证。

熟地四两　云白苓三两　肉桂　牛膝　丹皮　山药　泽泻　车前子　山茱萸各二两　附子五钱

研末，炼蜜丸如桐子大，每服三钱，灯草汤送下，一日两

服。以两为钱，水煎服，名加减《金匮》肾气汤。但附子必倍用方效。加川椒目一钱五分，巴戟天二钱，治脚面肿。

风　水

因风而病水也。

防己黄芪汤（《金匮》）　治风水，脉浮身重，汗出恶风。

防己三钱　炙草一钱五分　白术二钱　黄芪三钱　生姜四片　大枣一粒

水二杯，煎八分服。服后如虫行皮中，从腰下如冰，后坐被上，又以一被绕腰下，温令微汗瘥。喘者加麻黄，胃中不和者加芍药，气上冲者加桂枝。

虚汗自出，故不用麻黄以散之，只用防己以驱之。服后身如虫行及腰下如冰云云，皆湿下行之征也，然非芪、术、甘草，焉能使卫气复振，而驱湿下行哉！

越婢汤（《金匮》）　治恶风一身悉肿，脉浮不渴，续自汗出，无火热者。

麻黄六钱　石膏八钱　甘草二钱　生姜三钱　大枣五枚

水四杯，先煮麻黄至三杯，去沫，入诸药煎八分服，日夜作三服。恶风者加附子一钱，风水加白术三钱。

前云身重为湿多，此云一身悉肿为风多。风多气多热亦多，且属急风，故用此猛剂。

杏子汤　脉浮者为风水，发其汗即已。方阙，或云即甘草麻黄汤加杏仁。

皮　水

水行于皮中也。其脉浮，外证跗肿，按之没指。曰不恶风者，不兼风也。曰其腹如鼓者，外有胀形内不坚满也。曰不渴者，病不在内也。曰当发其汗者，以水在皮宜汗也。

防己茯苓汤（《金匮》）　治四肢肿，水在皮中聂聂动者。

防己　桂枝　黄芪各三钱　茯苓六钱　炙草一钱

水三杯，煎八分服，日夜作三服。

　　药亦同防己黄芪汤，但去术加桂、苓者，风水之湿在经络，近内；皮水之湿在皮肤，近外。故但以苓协桂，渗周身之湿，而不以术燥其中气也。不用姜、枣者，湿不在上焦之营卫，无取乎宣之也。

　　蒲灰散（《金匮》）　厥而为皮水者，此主之。肿甚而溃之逆证，厥之为言逆也。

　　蒲灰半斤　滑石一斤

　　为末。饮服方寸匕，日三服。

　　愚按：当是外敷法，然利湿热之剂，亦可内服外掺也。

　　越婢加术汤（《金匮》）　里水此主之，甘草麻黄汤亦主之。按：里水当是皮水笔误也。或水在皮里，即皮水之重者，亦未可知。

　　方见"风水"。

　　甘草麻黄汤

　　甘草四钱　麻黄二钱

　　水二杯，先煮麻黄至一杯半，去沫，入甘草煮七分服。重覆汗出，不汗再服，慎风寒。

　　二药上宣肺气，中助土气，外行水气。

正　　水

　　水之正伏也。其脉迟者，水属阴也。外证自喘者，阴甚于下，不复与胸中之阳气相调，水气格阳而喘也。其目窠如蚕，两胫肿大诸证，《金匮》未言，无不俱见。

　　愚按：正水《金匮》未出方。然提纲云，脉沉迟，外证自喘，则真武汤、小青龙汤皆正治之的方，越婢加附子汤、麻黄附子汤亦变证之备方，桂甘麻辛附子汤加生桑皮五钱，黑豆一两，为穷极之巧方，此正水之拟治法也。

石　　水

　　谓下焦水坚如石也。其脉自沉，外证少腹满，不喘。

　　麻黄附子汤

麻黄三钱　炙草二钱　附子一钱

水二杯，先煮麻黄至一杯半，去沫，入诸药煎七分温服，日作三服。此即麻黄附子甘草汤，分两略异。即以温经散寒之法，变为温经利水之妙。

黄　汗

汗出沾衣而色黄也。汗出入水，水邪伤心，或汗出当风所致。汗与水皆属水气，因其入而内结，则郁热而黄，其脉沉而迟。外证身发热，四肢头面肿，久不愈必致痈脓。

黄芪桂枝芍药苦酒汤（《金匮》）　治身体肿，发热汗出而渴，状如风水。汗出沾衣色正黄如柏汁，脉自沉风水脉浮，黄汗脉沉，以汗出入水中浴，水从毛孔得入。水气从毛孔入而伤其心，故水火相侵而色黄，水气搏结，而脉沉也。凡看书宜活看，此证亦有从酒后汗出当风所致者，虽无外水，而所出之汗，因风内返亦是水。凡脾胃受湿，湿久生热，湿热交蒸而成黄，皆可以汗出入水之意悟之。

黄芪五钱　芍药　桂枝各三钱

苦酒一杯半，水一杯，煎八分，温服。当心烦，至六七日乃解。汗出于心，苦酒止之太急，故心烦。至六七日，正复而邪自退也。

桂枝加黄芪汤（《金匮》）　黄汗之病，两胫自冷，盗汗出。汗已反发热，久久身必甲错，发热不止者，必生恶疮。若身重汗出已辄轻者，久久必身瞤，瞤即胸中痛。又从腰以上汗出，下无汗，腰髋弛痛，如有物在皮中状。剧者不能食，身疼重，烦躁小便不利。以上皆黄汗之变证，师备拟之，以立治法。兹因集隘，不能全录，只辑其要。此为黄汗。言变证虽多，而其源总由水气伤心所致。结此一句，见治法不离其宗。

桂枝　芍药　生姜各三钱　甘草炙　黄芪各二钱　大枣四枚

水三杯，煮八分，温服。须臾啜热粥一杯余，以助药力。温覆取微汗，若不汗，更服。前方止汗，是治黄汗之正病法。

此方令微汗，是治黄汗之变症法。

胀满蛊胀方

七气汤（方见"心腹痛"）　治实胀属七情之气者。

胃苓散　消胀行水。

苍术一钱五分，炒　白术　厚朴各一钱五分　桂枝一钱
陈皮　泽泻　猪苓各一钱五分　炙草七分　茯苓四钱

加生姜五片，水三杯，煎八分服。去桂、草，以煨半熟蒜
头捣为丸，陈米汤下三四钱，一日两服更妙。

三物厚朴汤

七物厚朴汤

（二方俱见"腹痛"。）

桂甘姜枣麻辛附子汤（《金匮》）　治气分，心下坚大如
盘，边如旋杯。

桂枝　生姜各三钱　甘草　麻黄　细辛各二钱　附子一钱
大枣三枚

水三杯，先煮麻黄至二杯，去沫，入诸药，煎八分，温
服，日夜作三服。当汗出如虫行皮上即愈。

此证是心肾交病。上不能降，下不能升，日积月累，如铁
石难破。方中桂、甘、姜、枣以和其上，而复用麻黄、细辛、
附子少阴之剂以治其下，庶上下交通而病愈。所谓大气一转，
其气即散也。

枳术汤（《金匮》）　治心下坚大如盘，如盘而不如杯，邪
尚散漫未结，虽坚大而不满痛也。水饮所作。与气分有别也。气
无形以辛甘散之，水有形以苦泄之。

枳实二钱　白术四钱

水二杯，煎八分服，日夜作三服，腹中软即止。

禹余粮丸（《三因》）　治十肿水气，脚膝肿，上气喘急，
小便不利，但是水气，悉皆主之。许学士及丹溪皆云此方治膨胀之
要药。

蛇含石大者三两，以新铁铫盛，入炭火中烧蛇黄与铫子一般红，

用钳取蛇黄，倾入醋中，候冷取出，研极细　禹余粮石三两　真针砂五两，先以水淘净炒干，入余粮，一处用米醋二升，就铫内煮醋干为度，后用铫并药入炭中，烧红钳出，倾药净砖地上，候冷研细。

以三物为主，其次量人虚实，入下项。治水妙在转输，此方三物，既非大戟、甘遂、芫花之比，又有下项药扶持，故虚人、老人亦可服。

羌活　木香　茯苓　川芎　牛膝酒浸　桂心　蓬术　青皮　附子炮　干姜炮　白豆蔻炮　大茴香炒　京三棱炮　白蒺藜　当归酒浸一宿，各半两

上为末，入前药拌匀，以汤浸蒸饼，捵去水，和药再杵极匀，丸如桐子大。食前温酒白汤送下三十丸至五十丸。最忌盐，一毫不可入口，否则发疾愈甚。但试服药即于小便内旋去，不动脏腑。病去，日日三服，兼以温和调补气血药助之，真神方也。

此方昔人用之屡效，以其大能暖水藏也，服此丸更以调补气血药助之，不为峻也。

暑症方

六一散（河间）　治一切暑病。

滑石六两　甘草一两

研末，每服三钱，井花水下，或灯草汤下。

白虎汤（仲景）　治伤暑大渴、大汗之证。

方见"伤寒"。加人参者，以暑伤元气也。加苍术者，治身热足冷，以暑必挟湿也。

香薷饮　治伤暑，发热、身痛、口燥、舌干、吐泻。

甘草一钱　厚朴一钱五分　扁豆二钱　香薷四钱

水二杯，煎八分，冷服或温服。泻利加茯苓、白术。呕吐加半夏。暑气发搐加羌活、秦艽。

大顺散　治阴暑，即畏热贪凉之病。

干姜一钱，炒　甘草八分，炒　杏仁去皮尖，六分，炒

肉桂六分

　　共为细末，每服三钱，水一杯，煎七分服。如烦躁，井花水调下一钱。

　　生脉散　　却暑良方。

　　人参一钱　　麦冬三钱　　五味一钱

　　水一杯，煎七分服。

　　清暑益气汤（东垣）

　　炙芪一钱五分　　人参　　白术　　苍术　　青皮　　陈皮　　麦冬
猪苓　　黄柏各五分　　干葛　　泽泻各二钱　　神曲八分　　五味子
炙草各三分　　升麻三分

　　加生姜三片，大枣二枚，水二杯，煎七分服。

　　一物瓜蒂汤（《金匮》）

　　瓜蒂二十个

　　水二杯，煎八分服。

泄泻方

　　胃苓散

　　方见"胀满"。加减详"三字经"小注。

　　四神丸　　治脾肾虚寒，五更泄泻。

　　补骨脂四两，酒炒　　肉豆蔻面煨去油　　吴茱萸炮　　五味子
炒，各二两

　　用红枣五两，生姜五两，同煮。去姜，将枣去皮核捣烂为丸，如桐子大。每日五更服三钱，临卧服三钱，米汤下。加白术、附子、罂粟、人参更效。

　　生姜泻心汤

　　黄连汤

　　甘草泻心汤

　　半夏泻心汤

　　干姜黄芩黄连人参汤

　　厚朴生姜半夏甘草人参汤

　　以上六方，俱见《伤寒论读》。

　　按：以上诸法，与《内经》中热消瘅则便寒、寒中之属则便热一节，揆脉证而择用，甚验。张石顽《医通》载之甚详，但古调不弹久矣。

　　余新悟出一方，有泻心之意，上可消痞，下可止泻，肠热胃寒，能分走而各尽其长。非有他方，即《伤寒》厥阴条之乌梅丸也，屡用屡验。

卷 四

眩晕方

一味大黄散

鹿茸酒

二方见上"三字经"小注。

加味左归饮

治肾虚头痛如神，并治眩晕目痛。

熟地七八钱　山茱萸　怀山药　茯苓　枸杞各三钱　肉苁蓉酒洗切片，三四钱　细辛　炙草各一钱　川芎二钱

水三杯，煎八分，温服。

正元丹（《秘旨》）　治命门火衰，不能生土，吐利厥冷。有时阴火上冲，则头面赤热，眩晕恶心。浊气逆满，则胸胁刺痛，脐肚胀急。

人参三两，用附子一两，煮汁收入，去附子　黄芪一两五钱，用川芎一两，酒煮收入，去川芎　山药一两，用干姜三钱，煎汁收入，去姜　白术二两，用陈皮五钱，煮汁收入，去陈皮　茯苓二两，用肉桂六钱，酒煎汁收入，晒干勿见火，去桂　甘草一两五钱，用乌药二两，煮汁收入，去乌药。

上六味，除茯苓，文武火缓缓焙干，勿炒伤药性，杵为散。

每服三钱，水一盏，姜三片，红枣一枚，擘，煎数沸，入盐一捻，和滓调服。服后，饮热酒一杯，以助药力。

呕哕吐方

二陈汤

半夏二钱　陈皮一钱　茯苓三钱　炙草八分

加生姜三片，水二杯，煎八分服。加减法详"三字经"

小注。

小柴胡汤（方见"伤寒"）

吴茱萸汤（方见"隔食反胃"）

大黄甘草汤（《金匮》）　治食已即吐。

大黄五钱　甘草一钱五分

水二杯，煎八分服。

干姜黄连黄芩人参汤（仲景）　凡呕家挟热，不利于香砂橘半者，服此如神。

干姜　黄芩　黄连　人参各一钱五分

水一杯半，煎七分服。

进退黄连汤

黄连姜汁炒　干姜炮　人参人乳拌蒸，一钱五分　桂枝一钱　半夏姜制，一钱五分　大枣二枚

进法：用本方七味俱不制，水三茶杯，煎一杯温服。退法：不用桂枝，黄连减半，或加肉桂五分，如上逐味制熟，煎眼法同，但空腹服崔氏八味丸三钱，半饥服煎剂耳。

癫狂痫方

滚痰丸（王隐君）　治一切实痰异症。孕妇忌服。

青礞石三两，研如米大，同焰硝三两，入新磁罐内封固，以铁线扎之，外以盐泥封固，煅过研末，水飞，二两实　沉香五分，另研　川大黄酒蒸　黄芩炒，各八两

共为末，水泛为丸，绿豆大。每服一钱至二钱，食远沸汤下。

生铁落饮　治狂妄不避亲疏。

铁落一盏，用水六杯，煮取三杯，入下项药　石膏一两　龙齿　茯苓　防风各七分　黑参　秦艽各五钱

铁落水三杯，煎一杯服，一日两服。

当归承气汤（秘传方）　治男妇痰迷心窍，逾墙越壁，胡言乱走。

归尾一两　大黄酒洗　芒硝　枳实　厚朴各五钱　炙草

三钱

水二杯，煎八分服。

温胆汤　骆氏《内经拾遗》云：癫狂之由，皆是胆涎沃心，故神不守舍，理宜温胆。亦治痫病。

即二陈汤加枳实、鲜竹茹各二钱，或调下飞矾分半。

当归龙荟丸　治肝经实火，大便秘结，小便涩滞，或胸膈痛，阴囊肿胀。凡属肝经实火，皆宜用之。

叶天士云：动怒惊触，致五志阳越莫制，狂乱不避亲疏，非苦降之药，未能清爽其神识也。

当归　龙胆草　栀子仁　黄柏　黄连　黄芩各一两　大黄　芦荟　青黛各五钱　木香二钱五分　麝香五分，另研

共为末，神曲糊丸，每服二十丸，姜汤下。

丹矾丸（《医通》）　治五痫。

黄丹一两　白矾二两

二味入银罐中，煅通红，为末，入腊茶一两，不落水猪心血为丸，朱砂为衣。每服三十丸，茶清下。久服其涎自便出，半月后，更以安神药调之。按：猪心血不粘，宜加炼蜜少许，合捣。

磁朱丸　治癫狂痫如神。

磁石一两　朱砂一两　六神曲三两，生研

共研末。另以神曲一两，水和作饼，煮浮。入前药加炼蜜为丸，如麻子大。沸汤下二钱。解见《时方歌括》。

五淋癃闭赤白浊遗精方

五淋汤

赤茯苓三钱　白芍　山栀子各二钱　当归　细甘草各一钱四分

加灯心十四寸，水煎服。解见《时方歌括》。

滋肾丸　又名通关丸。治小便点滴不通，及治冲脉上逆、喘呃等证。

黄柏　知母各一两　肉桂一钱

共研末，水泛为丸，桐子大，阴干。每服三钱，淡盐汤下。

补中益气汤（方见"中风"） 治一切气虚下陷。

萆薢分清饮 治白浊。

川萆薢四钱 益智仁 乌药各一钱半 石菖蒲一钱

一本加甘草梢一钱五分，茯苓二钱。水二杯，煎八分，入盐一捻服，一日两服。

四君子汤（方见《时方歌括》）

歌曰：白浊多因心气虚，不应只作肾虚医。四君子汤加远志，一服之间见效奇。

龙胆泻肝汤 治胁痛、口苦、耳聋、筋痿、阴湿热痒、阴肿、白浊、溲血。

龙胆草三分 黄芩 栀子 泽泻各一钱 木通 车前子各五分 当归 甘草 生地各三分 柴胡一钱

水一杯半，煎八分服。

五倍子丸 治遗精固脱之方。

五倍子青盐煮，干焙 茯苓各二两

为末，炼蜜丸桐子大。每服二钱，盐汤下，日两服。

妙香散

怀山药二两 茯苓 茯神 龙骨 远志 人参各一两 桔梗五钱 木香三钱 甘草一两 麝香一钱 朱砂二钱

共为末，每服三钱，莲子汤调下。

疝气方

五苓散（仲景） 本方治太阳证身热、口渴、小便少。今变其分两，借用治疝。

猪苓 泽泻 茯苓各二钱 肉桂一钱 白术四钱

水三杯，煮八分服。加木通、川楝子各一钱五分，橘核三钱，木香一钱。

三层茴香丸 治一切疝气如神。

大茴香五钱，同盐五钱炒，和盐秤一两 川楝子一两 沙

参　木香各一两

为末，米糊丸如桐子大，每服三钱，空心温酒下，或盐汤下。才服尽，接第二料。

又照前方加荜茇一两，槟榔五钱，共五两半。依前丸服法。若未愈，再服第三料。

又照前第二方加茯苓四两，附子（炮）一两，共前八味，重十两。丸服如前。虽三十年之久，大如栲栳，皆可消散，神效。

《千金翼》洗方　治丈夫阴肿如斗，核中痛。

雄黄末一两　矾石二两　甘草七钱

水五杯，煎二杯，洗。

消渴方

白虎汤

调胃承气汤

理中丸

乌梅丸

四方俱见"伤寒"。

肾气丸

六味汤

炙甘草汤

三方俱见"虚劳"。

麦门冬汤

麦门冬四钱　半夏一钱五分　人参二钱　粳米四钱　炙甘草一钱　大枣二枚

水二杯，煎八分，温服。

麻仁丸

火麻仁二两　芍药　枳实各五钱　大黄　厚朴各一两

研末，炼蜜丸如桐子大，每服十丸，米饮下，以知为度。

痰饮方

王节斋化痰丸　治津液为火熏蒸，凝浊郁结成痰，根深蒂固，以此缓治之。

香附童便浸炒，五钱　橘红一两　瓜蒌仁一两　黄芩酒炒
天门冬　海蛤粉各一两　青黛三钱　芒硝三钱，另研桔梗五钱
连翘五钱

共研为末，炼蜜入生姜汁少许，为丸如弹子大，每用一
丸，嚼化。或为小丸，姜汤送下二钱。

苓桂术甘汤（《金匮》）　治胸胁支满目眩。并治饮邪阻滞
心肺之阳，令呼气短。

肾气丸　治饮邪阻滞肝肾之阴，令吸气短。

二方俱见"喘症方"。

甘遂半夏汤（《金匮》）　治饮邪流连不去，心下坚满。

甘遂大者三枚　半夏汤洗七次，十三枚，以水一中杯，煮
取半杯，去滓　芍药五枚，约今之三钱　甘草如指一枚，炙，
约今之一钱三分

水二杯，煎六分，去滓，入蜜半盏，再煎至八分服。

程氏曰：留者行之，用甘遂以决水饮。结者散之，用半夏
以散痰饮。甘遂之性直达，恐其过于行水，缓以甘草、白蜜之
甘，坚以芍药之苦，虽甘草、甘遂相反而实以相使，此苦坚甘
缓约之之法也。《灵枢经》曰：约方犹约囊。其斯之谓与？尤
氏曰：甘草与甘遂相反，而同用之者，盖欲其一战而留饮尽
去，因相激而相成也。芍药、白蜜，不特安中，亦缓毒药耳。

十枣汤（《金匮》）　治悬饮内痛。亦治支饮。

方见"腹痛"。

大青龙汤（《金匮》）　治溢饮之病属经表属热者，宜此凉
发之。

小青龙汤（《金匮》）　治溢饮之病属经表属寒者，宜此温
发之。

以上二方，俱见"伤寒"。

木防己汤（《金匮》）　人膈中清虚如太空，然支饮之气乘
之，则满喘而痞坚，面色黧黑，脉亦沉紧，得之数十日，医者
吐之下之俱不愈，宜以此汤开三焦之结，通上下之气。

　　木防己三钱　石膏六钱　桂枝二钱　人参四钱

　　水二杯，煎八分，温服。

　　木防己汤去石膏加茯苓芒硝汤（《金匮》）　　前方有人参，吐下后水邪因虚而结者，服之即愈。若水邪实结者，虽愈而三日复发，又与前方不应者。故用此汤去石膏之寒，加茯苓直输水道，芒硝峻开坚结也。又此方与小青龙汤，治吼喘病甚效。

　　木防己二钱　桂枝二钱　茯苓四钱　人参四钱　芒硝二钱五分

　　水二杯半，煎七分，去滓，入芒硝微煎，温服，微利自愈。

　　泽泻汤（《金匮》）　　支饮虽不中正，而迫近于心，饮邪上乘清阳之位，其人苦冒眩。冒者，昏冒而神不清，如有物冒蔽之也；眩者，目旋转而乍见眩黑者。宜此汤。

　　泽泻五钱　白术二钱

　　水二杯，煎七分，温服。

　　厚朴大黄汤（《金匮》）　　治支饮胸满。支饮原不中正，饮盛则偏者不偏，故直驱之从大便出。

　　厚朴二钱　大黄二钱　枳实一钱五分

　　水二杯，煎七分，温服。

　　葶苈大枣泻肺汤（《金匮》）　　治支饮不得息。

　　方见"气喘"。

　　小半夏汤（《金匮》）　　治心下支饮，呕而不渴。

　　半夏四钱　生姜八钱

　　水二杯，煎八分，温服。

　　己椒苈黄丸（《金匮》）　　治腹满口舌干燥，肠间有水气。

　　防己　椒目　葶苈熬　大黄各一两

　　共为细末，炼蜜丸如梧子大，先饮食服一丸，日三服，稍增之，口中有津液。渴者加芒硝半两。

　　程氏曰：防己、椒目导饮于前，清者从小便而出，大黄、葶苈推饮于后，浊者从大便而下。此前后分消，则腹满减而水饮行，脾气转输而津液生矣。

小半夏加茯苓汤（《金匮》） 治卒然呕吐，心下痞，膈间有水气，眩悸者。

即小半夏汤加茯苓四钱。

五苓散（《金匮》）治脐下悸，吐涎沫而颠眩，此水也。

泽泻一两六株　猪苓　茯苓　白术各十八株。按：十黍为一株，约今四分一厘七毫　桂枝半两

为末，白饮和服方寸匕，日三服。多饮暖水，汗出愈。

六株为一分，即今之二钱半也。泽泻应一两二钱五分。猪苓、白术、茯苓各应七钱五分也。方寸匕者，匕即匙，正方一寸大，约八九分也。余用二钱。愚按：脐下动气去术加桂，理中丸法也。今因吐涎沫是水气盛，必得苦燥之白术，方能制水。颠眩是土中湿气化为阴霾，上弥清窍，必得温燥之白术，方能胜湿。证有兼见，法须变通。

附方：《外台》茯苓饮 治积饮既去，而虚气塞满其中，不能进食。此证最多，此方最妙。

茯苓　人参　白术各一钱五分　枳实二钱　橘皮一钱二分五厘　生姜二钱

水二杯，煮七分服，一日三服。

徐忠可曰：俗谓陈皮减参力，此不唯陈皮，且加枳实之多，补泻并行，何其妙也。

《三因》白散

滑石五钱　半夏三钱　附子二钱，炮

共研末，每服五钱，加生姜三片，蜜三钱，水一杯半，煎七分服。

伤寒方

太　阳

桂枝汤

桂枝　白芍各三钱　甘草二钱，炙　生姜三钱，切片　大枣四枚

水二杯，煎八分，温服。服后少顷，啜粥一杯，以助药力，温覆微似汗。若一服病止，不必再服；若病重者，一日夜作二服。

麻黄汤

麻黄三钱，去根节　桂枝三钱　杏仁去皮尖，二十三枚　甘草一钱

水三杯，先煮麻黄至二杯，吹去上沫，纳诸药，煎八分，温服。不须啜粥，余将息如前法。

大青龙汤

麻黄六钱，去根节　桂枝二钱　甘草二钱，炙　杏仁去皮尖，十二枚　生姜三钱，切片　大枣四枚　石膏碎，以棉裹，四钱五分

水四杯，先煮麻黄至二杯半，去上沫，纳诸药。再煮八分，温服，温覆取微似汗。汗出多者，以温粉扑之。白术、煅牡蛎、龙骨研末。若汗多亡阳者，以真武汤救之。

小青龙汤

麻黄去根节　白芍　干姜不炒　甘草　桂枝各二钱　半夏三钱　五味子一钱　细辛八分

水三杯半，先煮麻黄至二杯半，去沫，纳诸药，煎八分，温服。若渴者，去半夏加栝楼根二钱。若噎者，去麻黄加附子一钱五分。小便不利，小腹痛满，去麻黄加茯苓四钱。若喘者，去麻黄加杏仁二十一枚。按：论云：若微利者，去麻黄加芫花。今芫花不常用，时法用茯苓四钱代之，即猪苓、泽泻亦可代也，但行道人当于方后注明。

桂枝加葛根汤

即桂枝汤加葛根四钱。

水三杯半，先煮葛根至二杯半，吹去沫，入诸药，煎至八分，温服，不须啜粥。

葛根汤

葛根四钱　麻黄三钱　生姜三钱　甘草二钱　桂枝二钱　大枣四枚　白芍二钱

水三杯半，先煎麻黄、葛根至一杯，去沫，入诸药，至八分，温服。微似汗，不须啜粥。

阳　　明

白虎汤

石膏八钱，碎，锦裹　知母三钱　炙草一钱　粳米四钱

水三杯，煎一杯，温服。

调胃承气汤

大黄四钱，清酒润　炙草二钱　芒硝三钱

水二杯半，先煮大黄、甘草，取一杯，去滓，入芒硝微煮令沸，少少温服之。

小承气汤

大黄四钱　厚朴　枳实各二钱

水二杯，煎八分，温服。初服当更衣，不尔者再煮服，若更衣勿服。

大承气汤

大黄二钱，酒润　厚朴四钱　枳实　芒硝各二钱

水三杯，先煮枳实、厚朴至一杯半，去滓，纳大黄；煮一杯，去滓，纳芒硝，微火煮一二沸服。得下，勿再服。

少　　阳

小柴胡汤

柴胡四钱　人参　黄芩　炙草　生姜各一钱　半夏二钱大枣二枚

水二盅，煎一盅，去滓，再煎八分，温服，一日夜作三服。胸中烦而不呕者，去半夏、人参，加瓜蒌二钱。渴者，去半夏加人参七分，瓜蒌根二钱。腹中痛者，去黄芩加芍药一钱半。胁下痞鞭，去大枣加牡蛎二钱。心下悸、小便不利者，去黄芩加茯苓一钱。不渴，外有微热者，去人参，加桂枝一钱五分，温覆取微似汗愈。咳者，去人参、大枣、生姜，加五味子一钱，干姜一钱五分。

大柴胡汤

柴胡四钱　半夏二钱　黄芩　芍药　枳实各钱半　生姜二钱五分　大枣二枚

一本有大黄五分。水三盅，煎八分，温服一盅，一日夜作三服。

太　阴

理中丸汤

人参　白术　干姜　甘草各三两

共研末，蜜丸如鸡子黄大，研碎，以沸汤服一丸，日三四服。服后啜热粥，以腹热为度。或用各三钱，水三盅，煎八分，温服。服后啜热粥。若脐上筑者，去术加佳。吐多者，去术加生姜二钱。下多者还用术。悸者，加茯苓。渴欲饮水者，加术。腹痛者，加人参。寒者，加干姜。腹满者，去术加附子。服汤后如食顷，啜热粥，微自温，勿揭衣被。

四逆汤

甘草四钱，炙　干姜二钱　附子生用，二钱

水三盅，煎八分，温服。

通脉四逆加人尿猪胆汤

干姜六钱　甘草四钱　附子二钱，生用

水三盅，煎八分，加猪胆汁一汤匙，人尿半汤匙，温服。

桂枝加芍药汤

桂枝　生姜各二钱　大枣四枚　芍药六钱　炙草二钱

水三杯，煎一杯服。

桂枝加大黄汤

桂枝　生姜各三钱　芍药六钱　炙草二钱　大黄七分　大枣四枚

水三杯，煎八分，温服。

少　阴

麻黄附子细辛汤

麻黄去根节　细辛各三钱　附子一钱五分

水三盅，先煮麻黄至二盅，去沫，入诸药煎七分，温服。

麻黄附子甘草汤

麻黄去根　甘草各三钱　附子一钱五分
煎法同上。

通脉四逆汤

干姜六钱　炙草四钱　附子二钱，生用
水三杯，煎八分，温服。

白通汤

干姜三钱　附子三钱，生用　葱白二根
水三杯，煎八分，温服。

吴茱萸汤

吴茱萸三钱，汤泡　人参一钱五分　大枣四枚　生姜六钱
水煎服。

猪苓汤

猪苓　茯苓　泽泻　滑石　阿胶各三钱
水一杯，先煮四味至一杯，去滓，入胶煎化服。

黄连阿胶鸡子黄汤

黄连四钱　黄芩一钱　芍药二钱　阿胶三钱　鸡子黄一枚
水二杯半，煎一杯半，去滓，入胶烊尽，小冷，入鸡子黄
搅令相得。温服，一日三服。

大承气汤

方见"阳明"。

厥　阴

乌梅丸

乌梅九十三枚　细辛六钱　干姜一两　当归四钱　黄连一
两六钱　附子六钱，炮　蜀椒四钱，炒　桂枝　人参　黄柏各
六钱

各另研末，合筛之，以苦酒浸乌梅一宿，去核，饭上蒸
之，捣成泥，入炼蜜共捣千下，丸如梧子大，先饮食白饮服十
丸，日三服，渐加至二十丸。

当归四逆汤

当归　桂枝　白芍各三钱　甘草炙　木通　细辛各二钱

大枣八粒，又一粒取三分之一，擘

水三杯，煎八分，温服。寒气盛者，加吴茱萸二钱半，生
姜八钱，以水二杯，清酒二杯，煮取一杯半，温分二服。

白头翁汤

白头翁一钱　黄连　黄柏　秦皮各一钱五分

水二杯，煎八分，温服。余详于《时方妙用·附录伤寒
门》。

瘟疫方

人参败毒饮（方见"痢疾"）

防风通圣散（方见"中风"）

藿香正气散　治外受四时不正之气，内停饮食，头痛寒
热。或霍乱吐泻，或作疟疾。

藿香　白芷　大腹皮　紫苏　茯苓各三两　陈皮　白术
厚朴　半夏曲　桔梗各二两　甘草一两

每服五钱，加姜、枣煎。

神圣辟瘟丹　神圣辟瘟丹，留传在世间，正元焚一炷，四
季保平安。此歌出聂久吾《汇函》。

羌活　独活　白芷　香附　大黄　甘松　山奈　赤箭　雄
黄各等分　苍术倍用

上为末，面糊为丸弹子大，黄丹为衣，晒干。正月初一侵
晨，焚一炷辟瘟。

妇人科方

四物汤　统治妇人百病。

当归身　熟地　白芍酒炒，各三钱　川芎一钱五分
水三杯，煎八分服。加制香附二钱（研碎），炙草一钱。
加减详"三字经"。

归脾汤（方见"虚痨"）

逍遥散（景岳）　治妇人思郁过度，致伤心脾冲任之源，
血气日枯，渐至经脉不调者。

当归三钱　芍药一钱五分　熟地五钱　枣仁二钱，炒　茯神一钱五分　远志五分　陈皮八分　炙草一钱

水三杯，煎八分服。气虚加人参。经滞痛加香附。按：方虽庸陋，能滋阳明之燥，故从俗附录之。地黄生用佳。

当归散（《金匮》）瘦而有火，胎不安者，宜此。

当归　黄芩　芍药　芎劳各一斤　白术半斤

共研末，酒服方寸匕。今用一钱，日再服。妊娠常服即易产，胎无疾苦。产后百病悉主之。

白术散（《金匮》）　肥白有寒，胎不安者，此能养胎。

白术　川芎　川椒　牡蛎

为末，酒服一钱匕。今用一钱，日三服，夜一服。但苦痛加芍药，心下毒痛加川芎，心烦吐痛不食加细辛、半夏服之，后更以醋浆服之。复不解者，小麦汁服之。已后渴者，大麦汁服之。病虽愈，服勿置。

保生无忧散　妇人临产，先服一二剂，自然易生。或遇横生倒产，连日不生，服二三剂，神效。

当归一钱五分，酒洗　川贝母一钱　黄芪八分，生用艾叶七分　酒芍一钱二分，冬日一钱　菟丝子一钱四分　厚朴姜汁炒，七分　荆芥穗八分　枳壳麸炒，六分　川芎二钱二分　羌活　甘草各五分

加生姜三片，水二杯，煎八分，空心服。

此方全用撑法。当归、川芎、白芍养血活血者也，厚朴去瘀血者也，用之撑开血脉，俾恶露不致填塞。羌活、荆芥疏通太阳，将背后一撑。太阳经脉最长，太阳治则诸经皆治。枳壳疏理结气，将面前一撑，俾胎气敛抑而无阻滞之虞。艾叶温暖子宫，撑动子宫则胞胎灵动。贝母、菟丝最能滑胎顺气，将胎气全体一撑，大具天然活泼之趣矣。加芪者，所以撑扶元气，元气旺，则转动有力也。生姜通神明，去秽恶，散寒止呕，所以撑扶正气而安胃气。甘草协和诸药，俾其左宜右有，而全其撑法之神也。此方人多不得其解，程钟龄注独超，故全录之。

加味归芎汤

川芎三钱　当归身五钱　龟板三钱，生研　妇人生过男女顶门发烧如鸡子大

水三杯，煎八分服。如人行五里即生。

当归补血汤

当归三钱　炙芪一两

水煎服。加附子三钱，神效。或加桂一钱。

失笑散（方见"心腹痛"）

生化汤

当归五钱　川芎二钱　干姜五分，炮　桃仁一钱五分，去皮尖　甘草一钱，炙

水二杯，煎八分服。产后风，口噤、角弓反张者，宜加荆芥穗三钱。又方，中风口噤，用华佗愈风散，即荆芥穗一味焙为末，勿焦黑，以童便和酒送下。口噤药不下者，用一两，再以童便煎好，从鼻孔灌下。

当归生姜羊肉汤（方见"心腹痛"）

竹叶汤（《金匮》）　治产后中风，病痉发热，面正赤，喘而头痛。

鲜竹叶四十九片　葛根三钱　防风一钱　桔梗　桂枝　人参　附子炮　甘草各一钱　大枣五枚　生姜五钱

水三杯，煎八分，温服，温覆使汗出，日夜作三服。头项强加附子五分，煎药扬去沫。呕者加半夏二钱。

愚按：自汗者，去葛根加瓜蒌根三钱，附子五分。产后痉症，十中只可救一，除此方外，无一善方。

甘麦大枣汤

甘草三钱　小麦一两六钱　大枣十枚

水三杯，煎一杯服，日作三服。

《金匮》方只录五首，余见拙著《金匮浅说》《金匮读》内，二书即欲梓行，集隘不能尽登。

小儿科方

小儿无专方，以上诸方，折为小剂用之。今儿科开口即曰

食、曰惊、曰风、曰疳，所用之药，大抵以钩藤、秦艽、防
风、羌活、独活、天麻、前胡、全蝎、僵蚕为祛风之品；朱
砂、牛黄、胆星、石菖蒲、天竺黄、代赭石、青黛、赤芍、金
银煎汤，为定惊之品。以山楂、神曲、麦芽、谷芽、莱菔子、
枳壳、厚朴、槟榔、草果为消食之品。以芜荑、榧子、使君
子、螺蛳土、五谷虫为治疳之品。如杏仁、葶苈、酒芩、桑白
皮、半夏曲、苏陈皮、贝母、天花粉之类，谓为通用调气化痰
之善药。父传子，师传徒，其专方皆杀人之具也。钱仲阳以金
石之药为倡，犹有一二方近道处，至《铁镜》采薇汤则乱道
甚矣。近日儿科，只用以上所列诸药，任意写来，造孽无已，
实堪痛恨！

附　录

阴　阳

识一字便可为医说

客有问于余曰：医之为道，乃古圣人泄天地之秘，夺造化之权，起死回生，非读破万卷书，参透事事物物之理者不能。今非通儒而业此，亦能疗人病获盛名，何也？余曰：天地间有理有数，理可胜数，则有学问之医，远近崇之，遂得以尽其活人之道。然仲景为医中之圣，尚未见许于当时，观《伤寒论》之序文可见，犹宣圣以素王老其身。天之意在万世，不在一时也。仲景之后，名贤辈出，类皆不得志于时，闭门著书，以为传道之计，而喻嘉言、柯韵伯二先生书，尤感愤而为不平之鸣，此理数之可言而不可言者矣。今之业医者，无论不足为通儒，而求其识字者，则为良医矣。无论其识多字也，只求其识一字者，亦可以为良医矣。客曰：此何字也，得毋所谓丁字乎？余曰：亦其类耳。不必他求，即"人"字是也。人乃阴精阳气合而成之者也，左为阳，左边一"丿"，阳之位也；右为阴，右边一"乀"，阴之位也。作书者，遇"丿"处自然轻手挥之，阳主乎气，轻清之象也；遇"乀"处自然重手顿之，阴主乎精，重浊之象也。两画不相离，阴阳互根之道也；两画各自位置，阴阳对持之道也。"丿"在左不可使之右，"乀"在右者不可使之左，阳阴不离之道也。左"丿"由重而轻，万物生于水，即男女媾精，万物化生之义，由阴而阳也。右"乀"由轻而重，形生于气，即大哉乾元，乃通统天，至哉坤元，乃顺承天之义，阳统乎阴也。二者合之则成人，合之之义，医书谓之曰抱，《周易》名之曰交，交则为泰矣。试以形景浅言之，人之鼻下口上水沟穴，一名人中，取人身居乎天地中之义也。天气通于鼻，地气通于口。天食人以五气，鼻受之；地食人以五味，口受之。穴居其中，故曰人中。自人中而上，目、鼻、耳皆两窍偶画，自人中而下，口与二便皆单窍奇画。上三画偶而为阴，下三画奇而为阳，取天地之义，合成泰卦也。形景主外，犹必合阴阳之象而成人，况人之所以生之理乎。人之为义大矣哉！子若遇医者，问此一字，恐高车驷马，诩诩以名医自负者，亦一字不识也。客闻予言，亦大笑而去。

脏　腑

十二官

《灵兰秘典论》云：心者，君主之官也，神明出焉。肺者，相傅之官，治节出焉。肝者，将军之官，谋虑出焉。胆者，中正之官，决断出焉。膻中者，臣使之官，喜乐出焉。脾胃者，仓廪之官，五味出焉。大肠者，传道之官，变化出焉。小肠者，受盛之官，化物出焉。肾者，作强之官，伎巧出焉。三焦者，决渎之官，水道出焉。膀胱者，州都之官，津液藏焉，气化则能出矣。按：此以脾胃合为一官，恐错简耳。《刺法补遗篇》云：脾者，谏议之官，知周出焉；胃者，仓廪之官，五味出焉。采此补入，方足十二官之数。

心　说

心，火脏，身之主，神明之舍也。小篆尝言，"心"字篆文只是一倒"火"字耳。盖心，火也，不欲炎上，故颠倒之，以见调燮之妙也。祝无功曰：庖氏一画，直竖之则为"丨"，左右倚之则为"丿"为"㇏"，缩之则为"、"，曲之则为"乚"，"乚""、"圆而神，"一""丨""丿""㇏"方以直，世间字变化浩繁，未有能外"一""丨""丿""㇏"结构之者。独"心"字欲动欲流，圆妙不居，出之乎"一""丨""丿""㇏"

之外，更索一字与作对不得。正以"心"者，"新"也。神明之官，变化而日新也。心主血脉，血脉日新，新新不停，则为平人，否则疾矣。其合脉也，其荣色也，开窍于舌。

肝　说

肝，木脏，魂所藏也。肝者，干也，以其体状有枝干也。又位于东方，而主生气。时医昧其理，反云肝无补法，宜凉、宜伐，只泥木克土之一说，而不知后天八卦配河图之象。三八为木，居东，即后天震巽之位。巽上坤下则为观。《易》曰：观，天之神道，而四时不忒。上坤下震则为复。

《易》曰：复，其见天地之心乎，为义大矣哉。其合筋也，其荣爪也，开窍于目。

脾　说

脾为土脏，藏意与智，居心肺之下，故从卑。又脾者，裨也，裨助胃气以化谷也。经云"纳谷者昌"，其在此乎。其合肉也，其荣唇也，开窍于口。

肺　说

肺，金脏，魄所藏也。肺者，沛也，中有二十四孔，分布清浊之气，以行于诸脏，使沛然莫御也。《内经》曰：肺恶寒。又曰：形寒饮冷则伤肺。勿只守火克金之一说也。其合皮也，其荣毛也，开窍于鼻。

肾　说

肾，水脏，藏精与志，华元化谓为性命之根也。又肾者，任也，主骨，而任周身之事，故强弱系之。《甲乙经》曰：肾者，引也，能引气通于骨髓。《卮言》曰：肾者，神也，妙万物而言也。其合骨也，其荣发也，开窍于二阴。

胃　说

　　胃，属土，脾之腑也，为仓廪之官，五谷之府，故从田。田乃五谷所出，以为五谷之市也。又胃者，卫也，水谷入胃，游溢精气，上出于肺，畅达四肢，布护周身，足以卫外而为固也。

胆　说

　　字从詹，不从旦。胆音檀，乃口脂泽也，与膽不同。今从胆者，乃传袭之讹也。

　　胆，属木，肝之腑也。为中正之官，中清之府，十一经皆取决于胆。人之勇怯邪正，于此詹之，故字从詹。又，胆者，担也，有胆量方足以担天下之事。肝主仁，仁者不忍，故以胆断；胆附于肝之短叶间，仁者必有勇也。

大肠、小肠说

　　大肠，传道之官，变化出焉，属金，为肺之腑。小肠，受盛之官，化物出焉，属火，为心之腑。入纳水谷，脾气化而上升，肠则化而下降。盖以肠者，畅也，所以畅达胃中之气也。肠通畅则为平人，否则病矣。

三焦说

　　三焦者，上、中、下三焦之气也。焦者，热也，满腔中热气布护，能通调水道也。为心包络之腑，属火。上焦不治，则水泛高源；中焦不治，则水留中脘；下焦不治，则水乱二便。三焦气治，则脉络通而水道利，故曰决渎之官。

手心主说即心包络

　　心乃五脏六腑之大主，其包络为君主之外卫，相火代君主而行事也，所以亦有主名。何以系之于手？盖以手厥阴之脉，出属心包，手三阳之脉，散络心包，是手与心主合，故心包络称手心主。五脏加此一脏，实六脏也。

膀胱说

膀胱，属水，为肾之腑。经曰：膀胱者，州都之官，津液藏焉，气化则能出矣。言其能得气化，而津液外出，滋润于皮毛也。若水道之专司，则在三焦之腑。故经云：三焦决渎之官，水道出焉。言其热气布护，使水道下出而为溺也。《内经》两出字，一为外出，一为下出，千古罕明其旨，兹特辨之。又膀者，旁也；胱者，光也。言气海之元气足，则津液旁达不穷，而肌腠皮毛皆因以光滑也。

命门说

越人指右肾为命门，诸家非之。余考《内经》太阳根于至阴，结于命门。命门者，目也。《灵枢·根结篇》《卫气篇》《素问·阴阳离合论》三说俱同。后读《黄庭经》云：上有黄庭，下有关元，后有幽门，前有命门。方悟其处。凡人受生之初，先天精气聚于脐下，当关元、气海之间。其在女者，可以手扪而得，俗名产门。其在男者，于泄精之时，自有关阑知觉。此北门锁钥之司，人之至命处也。又考越人七冲门之说，谓飞门，唇也；户门，齿也；吸门，会厌也；贲门，胃之上口也；幽门；大肠下口也；阑门，小肠下口也；魄门，肛门也，便溺由气化而出。又增溺窍为气门。凡称之曰门，皆指出入之处而言也。况身形未生之初，父母交会之际，男之施由此门而出，女之受由此门而入。及胎元既足，复由此门而生。故于八门之外，重之曰命门也。若夫督脉十四椎中，有命门之穴，是指外腧而言如五脏六腑腧一理，非谓命门即在此也。

经　络

经络歌诀

汪讱庵《本草备要》后附此，宜熟读之，无庸再著。

四　诊

望　色

春夏秋冬长夏时，青黄赤白黑随宜。
左肝右肺形呈颊，心额肾颐鼻主脾。
察位须知生者吉，审时若遇克堪悲。
更于黯泽分新旧，隐隐微黄是愈期。
又有辨舌之法。舌上无苔[1]为在表，鲜红为火，淡白为寒。主无苔言，非谓苔之淡白也。若有白苔为半表半里，黄苔为在里，黑苔病入少阴，多死。苔润有液为寒，苔燥无液为火，舌上无苔如去油腰子为亡液，不治。

闻　声

肝怒声呼心喜笑，脾为思念发为歌，
肺金忧虑形为哭，肾主呻吟恐亦多。
又法，气衰言微者为虚，气盛言厉者为实，语言首尾不相颐者神昏，狂言怒骂者实热，痰声漉漉者死，久病闻呃为胃绝。大抵语言声音以不异于平时者吉，反者为凶。

问　症

出《景岳全书》，张心在增润之。

----

[1]　苔：原作"胎"，迳改。

一问寒热二问汗，三问头身四问便。
五问饮食六问胸，七聋八渴俱当辨。
九问旧病十问因，再兼服药参机变。
妇人尤必问经期，迟速闭崩皆可见。
再添片语告儿科，天花麻疹虔占验。

切　脉

微茫指下最难知，条绪寻来悟治丝。旧诀以浮、芤、滑、实、弦、紧、洪为七表，以沉、微、迟、缓、濡、伏、弱、涩为八里，以长、短、虚、促、结、代、牢、动、细为九道，李频湖、李士材加入数、革、散三脉，共二十七字，实难摸索。必得其头绪如治丝者，始有条不紊。**三部分持成定法，**左寸外以候心，内以候膻中。右寸外以候肺，内以候胸中。左关外以候肝，内以候膈。右关外以候胃，内以候脾。两尺外以候肾，内以候腹。腹者，大小二肠，膀胱俱在其中。前以候前，后以候后。上竞上者，胸喉中事也。下竞下者，小腹、腰股、膝胫中事也。此照《内经》分配之法。**八纲易见是良规。**浮主表，沉主里，二脉于指下轻重辨之，易见也。迟主寒，数主热，二脉以息之至数分之，易见也。大主邪实，细主正虚，二脉以形之阔窄分之，易见也。长主素盛，短主素弱，二脉以部之长短分之，易见也。以此八脉为纲。其余诸脉，辨其兼见可也，置而弗辨亦可也。起四句，总提切脉之大法也。**胃资水谷人根本，**脉属肺而肺受气于胃。**土具冲和脉委蛇。**不坚直而和缓也，脉得中土之生气如此。此以察胃气为第一要。**脏气全凭生克验，**审脏气之生克为第二要。如脾病畏弦，木克土也。肺病畏洪，火克金也。反是，则于脏气无害。**天时且向逆从窥。**推天运之顺逆为第三要。如春气属木脉宜弦，夏气属火脉宜洪之类。反是，则于天气不应。**阳为浮数形偏亢，**仲景以浮、大、动、滑、数为阳，凡脉之有力者俱是。**阴则沉迟势更卑。**仲景以沉、涩、弱、弦、迟为阴，凡脉之无力者皆是。此又提出阴阳二字，以起下四句辨脉病之宜忌，为第四要。**外感阴来非吉**

兆，外感之证，脉宜浮洪，而反细弱，则正不胜邪矣。**内虚阳现实堪悲**。脱血之后，脉宜静细，而反洪大，则气亦外脱矣。**诸凡偏胜皆成病**，偏阳而洪大，偏阴而细弱，皆病脉也。忽变非常即弗医。旧诀有雀啄、屋漏、鱼翔、虾游、弹石、解索、釜沸七怪之说，总因阴阳离决，忽现出反常之象。**只此数言占必应**，《脉经》铺叙总支离。病之名有万，而脉象不过数十种，且一病而数十种之脉无不可见，何能诊脉而即知为何病耶？脉书欺人之语，最不可听。

运　气

张飞畴运气不足凭说

谚云：不读五运六气，检遍方书何济。所以稍涉医理者，动以司运为务。曷知《天元纪》等篇，本非《素问》原文，王氏取《阴阳大论》补入经中，后世以为古圣格言，孰敢非之，其实无关于医道也。况论中明言，时有常位，而气无定然，犹谆谆详论者，不过穷究其理而已。纵使胜复有常，而政分南北。四方有高下之殊，四序有非时之化；百步之内，晴雨不同；千里之外，寒暄各异。岂可以一定之法，而测非常之变耶？若熟之以资顾问则可，苟奉为治病之法，则执一不通矣。

濒湖脉学

明·李时珍

序

　　李时珍曰：宋有俗子，杜撰《脉诀》，鄙陋纰缪，医学习诵，以为权舆，逮臻颁白，脉理竟昧。戴同父常刊其误，先考月池翁著《四诊发明》八卷，皆精诣奥室，浅学未能窥造。珍因撮粹撷华，僭撰此书，以便习读，为脉指南。世之医病两家，咸以脉为首务，不知脉乃四诊之末，谓之巧者尔。上士欲会其全，非备四诊不可。

　　　　　　明嘉靖甲子上元日谨书于濒湖逫所

目　　录

一、浮脉

浮（阳）

浮脉，举之有余，按之不足（《脉经》）。如微风吹鸟背上毛，厌厌①聂聂（轻泛貌）。如循榆荚（《素问》），如水漂木（崔氏），如捻葱叶（黎氏）。

浮脉法天，有轻清在上之象，在卦为乾，在时为秋，在人为肺。又谓之毛，太过则中坚旁虚，如循鸡羽，病在外也；不及则气来毛微，病在中也。

《脉诀》言：寻之如太过，乃浮兼洪紧之象，非浮脉也。

【体状诗】浮脉惟从肉上行，如循榆荚似毛轻。三秋得令知无恙，久病逢之却可惊。

【相类诗】浮如木在水中浮，浮大中空乃是芤。拍拍而浮是洪脉，来时虽盛去悠悠。

浮脉轻平似捻葱，虚来迟大豁然空。浮而柔细方为濡，散似杨花无定踪。

浮而有力为洪，浮而迟大为虚，虚甚为散。浮而无力为芤，浮而柔细为濡。

【主病诗】浮脉为阳表病居，迟风数热紧寒拘。浮而有力多风热，无力而浮是血虚。

寸浮头痛眩生风，或有风痰聚在胸。关上土衰兼木旺，尺中溲便不流通。

浮脉主表，有力表实，无力表虚。浮迟中风，浮数风热，浮紧风寒，浮缓风湿，浮虚伤暑，浮芤失血，浮洪虚热，浮散劳极。

---

① 厌厌：微弱。

二、沉脉

沉（阴）

沉脉，重手按至筋骨乃得（《脉经》）。如绵裹砂，内刚外柔（杨氏）。如石投水，必极其底。

沉脉法地，有渊泉在下之象，在卦为坎，在时为冬，在人为肾。又谓之石，亦曰营。太过则如弹石，按之益坚，病在外也。不及则气来虚微，去如数者，病在中也。《脉诀》言：缓度三关，状如烂绵者非也。沉有缓数及各部之沉，烂绵乃弱脉，非沉也。

【体状诗】水行润下脉来沉，筋骨之间软滑匀。女子寸兮男子尺，四时如此号为平。

【相类诗】沉帮筋骨自调匀，伏则推筋着骨寻。沉细如绵真弱脉，弦长实大是牢形。

沉行筋间，伏行骨上，牢大有力，弱细无力。

【主病诗】沉潜水蓄阴经病，数热迟寒滑有痰。无力而沉虚与气，沉而有力积并寒。

寸沉痰郁水停胸，关主中寒痛不通。尺部浊遗并泄痢，肾虚腰及下元痌①。

沉脉主里，有力里实，无力里虚，沉则为气。又主水蓄，沉迟痼冷，沉数内热，沉滑痰食，沉涩气郁，沉弱寒热，沉缓寒湿，沉紧冷痛，沉牢冷积。

---

① 痌（tōng）：音通，疼痛。

三、迟脉

迟（阴）

迟脉，一息三至，去来极慢（《脉经》）。

迟为阳不胜阴，故脉来不及。《脉诀》言重手乃得，是有沉无浮。一息三至，甚为易见，而曰隐隐，曰状且难，是涩脉矣，其谬可知。

【体状诗】迟来一息至惟三，阳不胜阴气血寒。但把浮沉分表里，消阴须益火之原。

【相类诗】脉来三至号为迟，小快于迟作缓持。迟细而难知是涩，浮而迟大以虚推。

三至为迟，有力为缓，无力为涩，有止为结，迟甚为败，浮大而软为虚。黎氏曰：迟小而实，缓大而慢，迟为阴盛阳衰，缓为卫盛营弱，宜别之。

【主病诗】迟司脏病或多痰，沉痼①痕痕仔细看。有力而迟为冷痛，迟而无力定虚寒。

寸迟必是上焦寒，关主中寒痛不堪。尺是肾虚腰脚重，溲便不禁疝牵丸。

迟脉主脏，有力冷痛，无力虚寒，浮迟表寒，沉迟里寒。

四、数脉

数（阳）

数脉，一息六至（《脉经》）。脉流薄疾（《素问》）。

数为阴不胜阳，故脉来太过。

浮、沉、迟、数，脉之纲领，《素问》、《脉经》，皆为正

---

① 痼：难以治愈的顽症。

脉。《脉诀》立七表八里，而遗数脉，止谓于心脏，其妄甚矣。

【体状诗】数脉息间常六至，阴微阳盛必狂烦。浮沉表里分虚实，惟有儿童作吉看。

【相类诗】数比平人多一至，紧来如数似弹绳。数而时止名为促，数见关中动脉形。

数而弦急为紧，流利为滑，数而有止为促，数甚为疾，数见关中为动。

【主病诗】数脉为阳热可知，只将君相火来医。实宜凉泻虚温补，肺病秋深却畏之。

寸数咽喉口舌疮，吐红咳嗽肺生疡。当关胃火并肝火，尺属滋阴降火汤。

数脉主腑，有力实火，无力虚火；浮数表热，沉数里热；气口数实肺痈，数虚肺痿。

五、滑脉

滑（阳中阴）

滑脉，往来前却，流利展转，替替然如珠之应指（《脉经》）。漉漉如欲脱。

滑为阴气有余，故脉来流利如水。脉者，血之府也，血盛则脉滑，故肾脉宜之，气盛则脉涩，故肺脉宜之。

《脉诀》云：按之即伏，三关如珠，不进不退。是不分浮滑、沉滑、尺寸之滑也，今正之。

【体状相类诗】滑脉如珠替替然，往来流利却还前。莫将滑数为同类，数脉惟看至数间。

滑则如珠，数则六至。

【主病诗】滑脉为阳元气衰，痰生百病食生灾。上为吐逆下蓄血，女脉调时定有胎。

寸滑膈痰生呕吐，吞酸舌强或咳嗽。当关宿食肝脾热，渴痢癫①淋看尺部。

滑主痰饮，浮滑风痰，沉滑食痰，滑数痰火，滑短宿食。《脉诀》言关滑胃寒，尺滑脐似冰，与《脉经》言关滑胃热，尺滑血蓄、妇人经病之旨相反，其谬如此。

六、涩脉

涩（阴）

涩脉，细而迟，往来难，短自散，或一止复来（《脉经》）。参伍不调（《素问》）。如轻刀刮竹（《脉诀》）。如雨沾沙（通真子）。如病蚕食叶。

涩为阳气有余，气盛则血少，故脉来寒滞，而肺宜之。《脉诀》言：指下寻之似有，举之全无。与《脉经》所云，绝不相干。

【体状诗】细迟短涩往来难，散止依稀②应指间。如雨沾沙容易散，病蚕食叶慢而艰。

【相类诗】参伍不调名曰涩，轻刀刮竹短而难。微似秒芒③微软甚，浮沉不别有无间。

细迟短散，时一止曰涩。极细而软，重按若绝曰微。浮而柔细曰濡，沉而柔细曰弱。

【主病诗】涩缘血少或伤精，反胃亡阳汗雨淋。寒湿入营为血痹，女人非孕即无经。

寸涩心虚痛对胸，胃虚胁胀察关中。尺为精血俱伤候，肠结溲淋或下红。

涩主血少精伤之病，女子有孕为胎病，无孕为败血。杜光庭云：涩脉独见尺中，形散同代，为死脉。

---

① 癫：癫疝。
② 依稀：仿佛。
③ 秒芒：禾芒。

七、虚脉

虚（阴）

虚脉，迟大而软，按之无力，隐指豁豁然空（《脉经》）。

崔紫虚云：形大力薄，其虚可知。《脉诀》言：寻之不足，举之有余。止言浮脉，不见虚状。杨仁斋言状似柳絮，散漫而迟，滑氏言散大而软，皆是散脉，非虚也。

【体状相类诗】举之迟大按之松，脉状无涯类谷空。莫把芤虚为一例，芤来浮大似慈葱。

虚脉浮大而迟，按之无力。芤脉浮大，按之中空，芤为脱血，虚为血虚。浮散二脉见浮脉。

【主病诗】脉虚身热为伤暑，自汗怔忡惊悸多。发热阴虚须早治，养营益气莫蹉跎。

血不荣心寸口虚，关中腹胀食难舒。骨蒸痿痹伤精血，却在神门两部居。

经曰：血虚脉虚。曰：气来虚微为不及，病在内。曰：久病脉虚者死。

八、实脉

实（阳）

实脉，浮沉皆得，脉大而长，微弦，应指愊愊①然（《脉经》）。

愊愊，坚实貌。《脉诀》言：如绳，应指来，乃紧脉，非实脉也。

【体状诗】浮沉皆得大而长，应指无虚愊愊强。热蕴三焦

---

① 愊愊（bì）：音毕，绷急之状。

成壮火，通肠发汗始安康。

【相类诗】实脉浮沉有力强，紧如弹索转无常。须知牢脉帮筋骨，实大微弦更带长。

浮沉有力为实，弦急弹指为紧。沉而实大，微弦而长，为牢。

【主病诗】实脉为阳火郁成，发狂谵语吐频频。或为阳毒或伤食，大便不通或气疼。

寸实应知面热风，咽疼舌强气填胸。当关脾热中宫满，尺实腰肠痛不通。

经曰：血实脉实。曰：脉实者，水谷为病。曰：气来实强，是谓太过。《脉诀》言尺实小便不禁，与《脉经》尺实小腹痛小便难之说相反。洁古不知其谬，诀为虚寒，药用姜附，愈误矣。

九、长脉

长（阳）

长脉，不大不小，迢迢自若（朱氏）。如揭长竿末梢，为平；如引绳，如循长竿，为病（《素问》）。

长有三部之长，一部之长，在时为春，在人为肝。心脉长神强气壮，肾脉长蒂固根深。经曰：长则气治，皆言平脉也。

【体状相类诗】过于本位脉名长，弦则非然但满张。弦脉与长争较远，良工尺度自能量。

实、牢、弦、紧，皆兼长脉。

【主病诗】长脉迢迢大小匀，反常为病似牵绳。若非阳毒癫痫病，即是阳明热势深。

长主有余之病。

十、短脉

短 (阴)

短脉,不及本位(《脉诀》)。应指而回,不能满部(《脉经》)。

戴同父云:短脉只见尺寸,若关中见短,上不通寸,下不通尺,是阴阳绝脉,必死矣。故关不诊短。黎居士云:长短未有定体,诸脉举按之,过于本位者为长,不及本位者为短。长脉属肝,宜于春。短脉属肺,宜于秋。但诊肝肺,长短自见,短脉两头无,中间有,不及本位,乃气不足以前导其血也。

【体状相类诗】两头缩缩名为短,涩短迟迟细且难。短涩而浮秋喜见,三春为贼有邪干。

涩、微、动、结,皆兼短脉。

【主病诗】短脉惟于尺寸寻,短而滑数酒伤神。浮为血涩沉为痞,寸主头疼尺腹疼。

经曰:短则气病,短主不及之病。

十一、洪脉

洪 (阳)

紧脉,指下极大(《脉经》)。来盛去衰(《素问》)。来大去长(通真子)。

洪脉在卦为离,在时为夏,在人为心。《素问》谓之大,亦曰钩。滑氏曰:来盛去衰,如钩之曲,上而复下。应血脉来去之象,象万物敷布下垂之状。詹炎举言,如环珠者非。《脉诀》云:夏季宜之,秋季、冬季、发汗通阳,俱非洪脉所宜,盖谬也。

【体状诗】脉来洪盛去还衰,满指滔滔应夏时。若在春秋冬月分，升阳散火莫狐疑。

【相类诗】洪脉来时拍拍然，去衰来盛似波澜。欲知实脉参差处，举按弦长愊愊坚。

洪而有力为实，实而无力为洪。

【主病诗】脉洪阳盛血应虚，相火炎炎热病居。胀满胃翻须早治，阴虚泄痢可踌躇。

寸洪心火上焦炎，肺脉洪时金不堪。肝火胃虚关内察，肾虚阴火尺中看。

洪主阳盛阴虚之病，泄痢、失血、久嗽者忌之。经曰：形瘦脉大多气者死。曰：脉大则病进。

十二、微脉

微（阴）

微脉，极细而软，按之如欲绝，若有若无（《脉经》）。细而稍长（戴氏）。

《素问》谓之小。又曰：气血微则脉微。

【体状相类诗】微脉轻微瞥瞥乎，按之欲绝有如无。微为阳弱细阴弱，细比于微略较粗。

轻诊即见，重按如欲绝者，微也。往来如线而常有者，细也。仲景曰："脉瞥瞥如羹上肥者，阳气微；萦萦如蚕丝细者，阴气衰；长病得之死，卒病得之生。"

【主病诗】气血微兮脉亦微，恶寒发热汗淋漓。男为劳极诸虚候，女作崩中带下医。

寸微气促或心惊，关脉微时胀满形。尺部见之精血弱，恶寒消瘅痛呻吟。

微主久虚血弱之病，阳缓恶寒，阴缓发热。《脉诀》云：崩中日久肝阴竭，漏下多时骨髓枯。

十三、紧脉

紧（阳）

紧脉，来往有力，左右弹人手（《素问》）。如转索无常（仲景）。数如切绳（《脉经》）。如纫箄①线（丹溪）。

紧乃热为寒束之脉，故急数如此，要有神气，《素问》谓之急。《脉诀》言寥寥入尺来，崔氏言如线，皆非紧状。或以浮紧为弦，沉紧为牢，亦近似耳。

【体状诗】举如转索切如绳，脉象因之得紧名。总是寒邪来作寇，内为腹痛外身疼。

【相类诗】见弦、实。

【主病诗】紧为诸痛主于寒，喘咳风痫吐冷痰。浮紧表寒须发越，沉紧温散自然安。

寸紧人迎气口分，当关心腹痛沉沉，尺中有紧为阴冷，定是奔豚与疝疼。

诸紧为寒为痛，人迎紧，盛伤于寒，气口紧，盛伤于食，尺紧痛居其腹，况乃疾在其腹。中恶浮紧，咳嗽沉紧，皆主死。

十四、缓脉

缓（阴）

缓脉，去来小快于迟（《脉经》）。一息四至（戴氏）。如丝在经，不卷其轴，应指和缓，往来甚匀（张太素）。如初春杨柳舞风之象（杨玄操）。如微风轻飐②柳梢（滑伯仁）。

---

① 纫箄：纫，连缀。箄（bēi）：音备，竹制的捕鱼工具。
② 飐（zhǎn）：音展，风吹物颤动。

缓脉在卦为坤，在时为四季，在人为脾。阳寸、阴尺，上
下同等，浮大而软，无有偏胜者，平脉也。若非其是，即为有
病。缓而和匀，不浮、不沉、不疾、不徐、不微、不弱者，即
为胃气。故杜光庭云：欲知死期何以取，古贤推定五般土。阳
土须知不遇阴，阴土遇阴当细数。详《玉函经》。

【体状诗】缓脉阿阿①四至通，柳梢袅袅②飐轻风。欲从脉
里求神气，只有从容和缓中。

【相类诗】见迟脉。

【主病诗】缓脉营衰卫有余，或风或湿或脾虚。上为项强
下痿痹，分别浮沉大小区。

寸缓风邪项背拘，关为风眩胃家虚。神门濡泄或风秘，或
是蹒跚足力迂。

浮缓为风，沉缓为湿，缓大风虚，缓细湿痹，缓涩脾薄，
缓弱气虚，《脉诀》言缓主脾热口臭、反胃、齿痛、梦鬼诸
病。出自杜撰，与缓无关。

十五、芤脉

芤（阳中阴）

芤脉，浮大而突，按之中央空，两边实（《脉经》）。中空
外实，状如慈葱。

芤，慈葱也。《素问》无芤名。刘三点云：芤脉何似？绝
类慈葱，指下成窟，有边无中。戴同父云：营行脉中，脉以血
为形，芤脉中空，脱血之象也。《脉经》云：三部脉芤，长病
得之生，卒病得之死。《脉诀》言两头有，中间无，是脉断截
矣。又言主淋沥，气入小肠，与失血之候相反，误世不小。

【体状诗】芤形浮大软如葱，边实须知内已空。火犯阳经

---

① 阿阿：通婀，柔美。
② 袅袅：纤长秀美，摇曳之态。

血上溢，热侵阴络下流红。

【相类诗】中空旁实乃为芤，浮大而迟虚脉呼。芤更带弦名曰革，芤为失血革血虚。

【主病诗】寸芤失血病心忡①，关里逢芤呕吐红②。尺部见之多下血，赤淋红痢漏崩中。

十六、弦脉

弦（阳中阴）

弦脉，端直以长（《素问》）。如张弓弦（《脉经》）。按之不移，绰绰如按琴瑟弦（巢氏）。状若争弦。（《脉诀》）。从中直过，挺然指下（刊误）。

弦脉在卦为震，在时为春，在人为肝。轻虚以滑者平。实滑如循长竿者病，劲急如新张弓弦者死。池氏曰：弦紧而数劲为太过，弦紧而细为不及。戴同父曰：弦而软，其病轻。弦而硬，其病重。《脉诀》言时时带数，又言脉紧状绳牵，皆非弦象，今削之。

【体状诗】弦脉迢迢端直长，肝经木旺土应伤。怒气满胸常欲叫，翳蒙瞳子泪淋浪。

【相类诗】弦来端直似丝弦，紧则如绳左右弹。紧言其力弦言象，牢脉弦长沉伏间。

又见长脉。

【主病诗】弦应东方肝胆经，饮痰寒热疟缠身。浮沉迟数须分别，大小单双有重轻。

寸弦头痛膈多痰，寒热癥瘕察左关。关右胃寒心腹痛，尺中阴疝脚拘挛。

弦为木盛之病，浮弦支饮外溢。沉弦悬饮内痛。疟脉自

---

① 病心忡：原作"在于胸"，据《濒湖脉学译注》（中医古籍出版社）改。
② 呕吐红：原作"肠胃痛"，据同上改。

弦，弦数多热，弦迟多寒。弦大主虚，弦细拘急。阳弦头痛，阴弦腹痛。单弦饮癖，双弦寒痼。若不食者，木来克土，必难治。

十七、革脉

革（阴）

革脉，弦而芤（仲景）。如按鼓皮（丹溪）。

仲景曰：弦则为寒，芤则为虚，虚寒相搏，此名曰革。男子亡血失精，妇人半产漏下。《脉经》曰：三部脉革，长病得之死，卒病得之生。

时珍曰：此即芤弦二脉相合，故均主失血之候。诸家脉书，皆以为牢脉，故或有革无牢，有牢无革，混淆不辨。不知革浮牢沉，革虚牢实，形证皆异也。又按《甲乙经》曰：浑浑革革，至如涌泉，病进而危，弊弊绰绰，其去如弦绝者死。谓脉来混浊革变，急如涌泉，出而不反也。王贶以为溢脉，与此不同。

【体状主病诗】革脉形如按鼓皮，芤弦相合脉寒虚。女人半产并崩漏，男子营虚或梦遗。

【相类诗】见芤、牢。

十八、牢脉

牢（阴中阳）

牢脉，似沉似伏，实大而长，微弦（《脉经》）。

扁鹊曰：牢而长者肝也。仲景曰：寒则牢坚。有牢固之象。沈氏曰：似沉似伏，牢之位也。实大弦长，牢之体也。《脉诀》不言形状，但云寻之则无，按之则有。云脉入皮肤辨息难，又以牢为死脉，皆孟浪谬误。

【体状相类诗】弦长实大脉牢坚，牢位常居沉伏间。革脉芤弦自浮起，革虚劳实要详看。

【主病诗】牢则牢坚里有余，腹心寒痛木乘脾。疝㿗癥瘕何愁也，失血阴虚却忌之。

牢主寒实之病，木实则为痛。扁鹊云：软为虚，牢为实。失血者，脉宜沉细，反浮大而牢者死，虚病见实脉也。《脉诀》言骨间疼痛，气居于表，池氏以为肾传于脾。皆谬妄不经。

十九、濡脉

濡（阴）

濡脉，极软而浮细，如帛在水中，轻手相得，按之无有（《脉经》）。如水上浮沤。

帛浮水中，重手按之，随手而没之象。《脉诀》言按之似有举还无，是微脉，非濡也。

【体状诗】濡形浮细按须轻，水面浮绵力不禁。病后产中犹有药，平人若见是无根。

【相类诗】浮而柔细知为濡，沉细而柔作弱持。微则浮微如欲绝，细将沉细近于微。

浮细如绵曰濡，沉细如绵曰弱，浮而极细如绝曰微，沉而极细不断曰细。

【主病诗】濡为亡血阴虚病，髓海丹田暗已亏。汗雨夜来蒸入骨，血山崩倒湿侵脾。

寸濡阳虚自汗多，关中其奈气虚何。尺伤精血虚寒甚，温补真阴可起疴。

濡主血虚之病，又为伤湿。

二十、弱脉

弱（阴）

弱脉，极软而沉细，按之乃得，举手无有（《脉经》）。

弱乃濡之沉者。《脉诀》言轻手乃得，黎氏譬如浮沤，皆是濡脉，非弱也。《素问》曰：脉弱以滑，是有胃气。脉弱以涩，是谓久病。病后老弱见之顺，平人少年见之逆。

【体状诗】弱来无力按之柔，柔细而沉不见浮。阳陷入阴精血弱，白头犹可少年愁。

【相类诗】见濡脉。

【主病诗】弱脉阴虚阳气衰，恶寒发热骨筋痿。多惊多汗精神减，益气调营及早医。

寸弱阳虚病可知，关为胃弱与脾衰。欲求阳陷阴虚病，须把神门两部推。

弱主气虚之病。仲景曰：阳陷入阴，故恶寒发热。又云：弱主筋，沉主骨，阳浮阴弱，血虚筋急。柳氏曰：气虚则脉弱，寸弱阳虚，尺弱阴虚，关弱胃虚。

二十一、散脉

散（阴）

散脉，大而散，有表无里（《脉经》）。涣漫不收（崔氏）。无统纪①，无拘束，至数不齐。或来多去少，或去多来少，涣散不收，如杨花散漫之象（柳氏）。

戴同父曰：心脉浮大而散，肺脉短涩而散，平脉也。心脉软散，怔忡；肺脉软散，汗出；肝脉软散，溢饮；脾脉软散，

---

① 统纪：纲纪，纪律。此指规则。

胕肿，病脉也。肾脉软散，诸病脉代散，死脉也。《难经》曰：散脉独见则危。柳氏曰：散为气血俱虚、根本脱离之脉，产妇得之生，孕妇得之堕。

【体状诗】散似杨花散漫飞，去来无定至难齐。产为生兆胎为堕，久病逢之不必医。

【相类诗】散脉无拘散漫然，濡来浮细水中绵。浮而迟大为虚脉，芤脉中空有两边。

【主病诗】左寸怔忡右寸汗，溢饮左关应软散。右关软散胻胕①肿，散居两尺魂应断。

二十二、细脉

细（阴）

细脉，小于微而常有，细直而软，若丝线之应指（《脉经》）。

《素问》谓之小。王启玄言如莠蓬，状其柔细也。《脉诀》言往来极微，是微反大于细矣，与经相背。

【体状诗】细来累累细如丝，应指沉沉无绝期。春夏少年俱不利，秋冬老弱却相宜。

【相类诗】见微、濡。

【主病诗】细脉萦萦血气衰，诸虚劳损七情乖。若非湿气侵腰肾，即是伤精汗泄来。

寸细应知呕吐频，入关腹胀胃虚形。尺逢定是丹田冷，泄痢遗精号脱阴。

《脉经》曰：细为血少气衰。有此证则顺，否则逆。故吐衄得沉细者生。忧劳过度者，脉亦细。

----

① 胻胕：胻为足胫，胕为足背。

二十三、伏脉

伏（阴）

伏脉，重按着骨，指下裁动（《脉经》）。脉行筋下（刊误）。《脉诀》言：寻之似有，定息全无。殊与舛谬。

【体状诗】伏脉推筋著骨寻，指向裁动隐然深。伤寒欲汗阳将解，厥逆脐疼证属阴。

【相类诗】见沉脉。

【主病诗】伏为霍乱吐频频，腹痛多缘宿食停。蓄饮老痰成积聚，散寒温里莫因循。

食郁胸中双寸伏，欲吐不吐常兀兀①。当关腹痛困沉沉，关后疝疼还破腹。

伤寒一手脉伏曰单伏，两手脉伏曰双伏，不可以阳证见阴脉为诊。乃火邪内郁，不得发越，阳极似阴，故脉伏。必有大汗而解，正如久旱将雨，六合阴晦，雨后庶物皆苏之义。又有夹阴伤寒，先有伏阴在内，外复感寒，阴盛阳衰，四肢厥逆，六脉沉伏，须投姜附，及灸关元，脉乃复出也。若太溪、冲阳皆无脉者，必死。《脉诀》言徐徐发汗，洁古以麻黄附子细辛汤主之，皆非也。刘元宾曰：伏脉不可发汗。

二十四、动脉

动（阳）

动乃数脉，见于关上下，无头尾，如豆大，厥厥②动摇。

仲景曰：阴阳相搏名曰动，阳动则汗出，阴动则发热，形

---

① 兀兀（wu）：音污，高上而平。此处形容心中难受的样子。

② 厥：通堀，高起之意。

冷恶寒，此三焦伤也。成无己曰：阴阳相搏，则虚者动，故阳虚则阳动，阴虚则阴动。庞安常曰：关前三分为阳，后三分为阴，关位半阴半阳，故动随虚见。《脉诀》言：寻之似有，举之还无，不离其处，不住不来，三关沉沉。含糊谬妄，殊非动脉。詹氏言其形鼓动，如钩如毛者，尤谬。

【体状诗】动脉摇摇数在关，无头无尾豆形团。其原本是阴阳搏，虚者摇兮胜者安。

【主病诗】动脉专司痛与惊，汗因阳动热因阴。或为泄痢拘挛病，男子亡精女子崩。

仲景曰：动则为痛为惊。《素问》曰：阴虚阳搏，谓之崩。又曰：妇人手少阴脉动甚者，妊子也。

二十五、促脉

促（阳）

促脉，来去数，时一止复来（《脉经》）。如蹶①之趣，徐疾不常（黎氏）。

《脉经》但言数而止为促。《脉诀》乃云：并居寸口，不言时止者，谬矣。数止为促，缓止为结，何独寸口哉！

【体状诗】促脉数而时一止，此为阳极欲亡阴。三焦郁火炎炎盛，进必无生退可生。

【相类诗】见代脉。

【主病诗】促脉惟将火病医，其因有五细推之。时时喘咳皆痰积，或发狂斑与毒疽。

促主阳盛之病。促、结之因，皆有病气、血、痰、饮、食五者之别。一有留滞，则脉必见止也。

---

① 蹶：倒，颠仆，又通跌。形容脉来去数而时有一止，没有规律。

二十六、结脉

结（阴）

结脉，往来缓，时一止复来（《脉经》）。

《脉诀》言：或来或去，聚而却还。与结无关。仲景有累累如循长竿曰阴结，蔼蔼如车盖曰阳结。《脉经》又有如麻子动摇，旋引旋收，聚散不常者曰结，主死。此三脉，名同实异也。

【体状诗】结脉缓而时一止，浊阴偏盛欲亡阳。浮为气滞沉为积，汗下分明在主张。

【相类诗】见代脉。

【主病诗】结脉皆因气血凝，老痰结滞苦沉吟。内生积聚外痈积，疝瘕为殃病属阴。

结主阴盛之病。越人曰：结甚则积甚，结微则积微，浮结外有痛积，伏结内有积聚。

二十七、代脉

代（阴）

代脉，动而中止，不能自还，因而复动（仲景）。脉至还入尺，良久方来（吴氏）。

脉一息五至，肺、心、脾、肾五脏之气，皆足五十动而一息，合大衍之数，谓之平脉。反此则止乃见焉。肾气不能至，则四十动一止。盖一脏之气衰，而他脏之气代至也。经曰：代则气衰。滑伯仁曰：若无病，羸瘦，脉代者，危脉也。有病而气血乍损，气不能续者，只为病脉。伤寒心悸脉代者，复脉汤主之；妊娠脉代者，其胎百日。代之生死，不可不辨。

【体状诗】动而中止不能还，复动因而作代看。病者得之犹可疗，平人却与寿相关。

【相类诗】数而时止名为促，缓止须将结脉呼。止不能回方是代，结生代死自殊途。

促、结之止无常数，或二动、三动，一止即来。代脉之止有常数，必依数而止，还入尺中，良久方来也。

【主病诗】代脉原因脏气衰，腹疼泄痢下元亏。或为吐泻中宫病，女子怀胎三月兮。

《脉经》曰：代散者死，主泄及便脓血。

五十不止身无病，数内有止皆知定。四十一止一脏绝，四年之后多亡命。三十一止即三年，二十一止二年应。十动一止一年殂，更观气色兼形证。

两动一止三四日，三四动止应六七。五六一止七八朝，次第推之自无失。

戴同父曰：脉必满五十动，出自《难经》。而《脉诀》五脏歌，皆以四十五动为准，乖于经旨。柳东阳曰：古以动数候脉，是吃紧语。须候五十动，乃知五脏缺失。今人指到腕臂，即云见了。夫五十动，岂弹指间事耶？故学者当诊脉、问证、听声、观色，斯备四诊而无失。

四言举要

脉乃血派，气血之先；
血之隧道，气息应焉。
其象法地，血之府也；
心之合也，皮之部也。
资始于肾，资生于胃；
阳中之阴，本乎营卫。
营者阴血，卫者阳气；
营行脉中，卫行脉外。
脉不自行，随气而至；
气动脉应，阴阳之义。
气如橐籥，血如波澜；
血脉气息，上下循环。
十二经中，皆有动脉；
惟手太阴，寸口取决。
此经属肺，上气吭嗌；
脉之大会，息之出入。
一呼一吸，四至为息；
日夜一万，三千五百。
一呼一吸，脉行六寸；
日夜八百，十丈为准。
初持脉时，令仰其掌；
掌后高骨，是谓关上。
关前为阳，关后为阴；
阳寸阴尺，先后推寻。
心肝居左，肺脾居右；
肾与命门，居两尺部。
魂魄谷神，皆见寸口；
左主司官，右主司府。

左大顺男，右大顺女；
本命扶命，男左女右。
关前一分，人命之主；
左为人迎，右为气口。
神门决断，两在关后；
人无二脉，病死不愈。
男女脉同，惟尺则异；
阳弱阴盛，反此病至。
脉有七诊，曰浮中沉；
上下左右，消息求寻。
又有九候，举按轻重；
三部浮沉，各候五动。
寸候胸上，关候膈下；
尺候于脐，下至跟踝。
左脉候左，右脉候右；
病随所在，不病者否。
浮为心肺，沉为肾肝；
脾胃中州，浮沉之间。
心脉之浮，浮大而散；
肺脉之浮，浮涩而短。
肝脉之沉，沉而弦长；
肾脉之沉，沉实而濡。
脾胃属土，脉宜和缓；
命为相火，左寸同断。
春弦夏洪，秋毛冬石；
四季和缓，是谓平脉。
太过实强，病生于外；
不及虚微，病生于内。
春得秋脉，死在金日；
五脏准化，推之不失。
四时百病，胃气为本；

脉贵有神，不可不审。

调停自气，呼吸定息；
四至五至，平和之则。

三至为迟，迟则为冷；
六至为数，数即热证。

转迟转冷，转数转热；
迟数既明，浮沉当别。

浮沉迟数，辨内外因；
外因于天，内因于人。

天有阴阳，风雨晦冥；
人喜怒忧，思悲恐惊。

外因之浮，则为表证；
沉里迟阴，数则阳盛。

内因之浮，虚风所为；
沉气迟冷，数热何疑。

浮数表热，沉数里热；
浮迟表虚，沉迟冷结。

表里阴阳，风气冷热；
辨内外因，脉证参别。

脉理浩繁，总括于四；
既得提纲，引申触类。

浮脉法天，轻手可得；
泛泛在上，如水漂木。

有力洪大，来盛去悠；
无力虚大，迟而且柔。

虚甚则散，涣漫不收；
有边无中，其名曰芤。

浮小为濡，绵浮水面；
濡甚则微，不任寻按。

沉脉法地，近于筋骨；
深深在下，沉极为伏。

有力为牢，实大弦长；
牢甚则实，幅幅而强。
无力为弱，柔小为绵；
弱甚则细，如珠丝然。
迟脉属阴，一息三至；
小快于迟，缓不及四。
二损一败，病不可治；
两息夺精，脉已无气。
浮大虚散，或见芤革；
浮小濡微，沉小细弱。
迟细为涩，往来极难；
易散一止，止而复还。
结则来缓，止而复来；
代则来缓，止不能回。
数脉属阳，六至一息；
七疾八极，九至为脱。
浮大者洪，沉大牢实；
往来流利，是谓之滑。
有力为紧，弹如转索；
数见寸口，有止为促。
数见关中，动脉可候；
厥厥动摇，状如小豆。
长则气治，过于本位；
长而端直，弦脉应指。
短则气病，不能满部；
不见于关，唯尺寸候。
一脉一形，各有主病；
数脉相兼，则见诸证。
浮脉主表，里必不足；
有力风热，无力血弱。
浮迟风虚，浮数风热；

浮紧风寒，浮缓风湿。
浮虚伤暑，浮芤失血；
浮洪虚火，浮微劳极。
浮濡阴虚，浮散虚剧；
浮弦痰饮，浮滑痰热。
沉脉主里，主寒主积；
有力痰食，无力气郁。
沉迟虚寒，沉数热伏；
沉紧冷痛，沉缓水蓄。
沉牢痼冷，沉实热极；
沉弱阴虚，沉细痹湿。
沉弦饮痛，沉滑宿食；
沉伏吐利，阴毒聚积。
迟脉主脏，阳气伏潜；
有力为痛，无力虚寒。
数脉主腑，主吐主狂；
有力为热，无力多疮。
滑脉主痰，或伤于食；
下为蓄血，上为吐逆。
涩脉少血，或中寒湿；
反胃结肠，自汗厥逆。
弦脉主饮，病属肝胆；
弦数多热，弦迟多寒。
浮弦支饮，沉弦悬饮；
阳弦头痛，阴弦腹痛。
紧脉主寒，又主诸痛；
浮紧表寒，沉紧里痛。
长脉气平，短脉气病；
细则气少，大则病进。
浮长风痫，沉短宿食；
血虚脉虚，气实脉实。

洪脉为热，其阴则虚；
细脉为湿，其血则虚。
缓大者风，缓细者湿；
缓涩血少，缓滑内热。
濡小阴虚，弱小阳竭；
阳竭恶寒，阴虚发热。
阳微恶寒，阴微发热；
男微虚损，女微泻血。
阳动汗出，阴动发热；
为痛为惊，崩中失血。
虚寒相搏，其名为革；
男子失精，女子失血。
阳盛则促，肺痈阳毒；
阴盛则结，疝瘕积郁。
代则气衰，或泄脓血；
伤寒心悸，女胎三月。
脉之主病，有宜不宜；
阴阳顺逆，凶吉可推。
中风浮缓，急实则忌；
浮滑中痰，沉迟中气。
尸厥沉滑，卒不知人；
入脏身冷，入腑身温。
风伤于卫，浮缓有汗；
寒伤于营，浮紧无汗。
暑伤于气，脉虚身热；
湿伤于血，脉缓细涩。
伤寒热病，脉喜浮洪；
沉微涩小，证反必凶。
汗后脉静，身凉则安；
汗后脉躁，热甚必难。
阳病见阴，病必危殆；

阴病见阳，虽困无害。
上不至关，阴气已绝；
下不至关，阳气已竭。
代脉止歇，脏绝倾危；
散脉无根，形损难医。
饮食内伤，气口急滑；
劳倦内伤，脾脉大弱。
欲知是气，下手脉沉；
沉极则伏，涩弱久深。
火郁多沉，滑痰紧食；
气涩血芤，数火细湿。
滑主多痰，弦主留饮；
热则滑数，寒则弦紧。
浮滑兼风，沉滑兼气；
食伤短疾，湿留濡细。
疟脉自弦，弦数者热；
弦迟者寒，代散者折。
泄泻下痢，沉小滑弱；
实大浮洪，发热则恶。
呕吐反胃，浮滑者昌；
弦数紧涩，结肠者亡。
霍乱之候，脉代勿讶；
厥逆迟微，是则可怕。
咳嗽多浮，聚肺关胃；
沉紧小危，浮濡易治。
喘急息肩，浮滑者顺；
沉涩肢寒，散脉逆症。
病热有火，洪数可医；
沉微无火，无根者危。
骨蒸劳热，脉数而虚；
热而涩小，必殒其躯。

劳极诸虚，浮软微弱；
土败双弦，火炎急数。
诸病失血，脉必见芤；
缓小可喜，数大可忧。
瘀血内蓄，却宜牢大；
沉小涩微，反成其害。
遗精白浊，微涩而弱；
火盛阴虚，芤濡洪数。
三消之脉，浮大者生；
细小微涩，形脱可惊。
小便淋秘，鼻头色黄；
涩小无血，数大何妨。
大便燥结，须分气血；
阳数而实，阴迟而涩。
癫乃重阴，狂乃重阳；
浮洪吉兆，沉急凶殃。
痫脉宜虚，实急者恶；
浮阳沉阴，滑痰数热。
喉痹之脉，数热迟寒；
缠喉走马，微伏则难。
诸风眩晕，有火有痰；
左涩死血，右大虚看。
头痛多弦，浮风紧寒；
热洪湿细，缓滑厥痰。
气虚弦软，血虚微涩；
肾厥弦坚，真痛短涩。
心腹之痛，其类有九；
细迟从吉，浮在延久。
疝气弦急，积聚在里；
牢急者生，弱急者死。
腰痛之脉，多沉而弦；

兼浮者风，兼紧者寒。

弦滑痰饮，濡细瞽著；

大乃肾虚，沉实闪肭。

脚气有四，迟寒数热；

浮滑者风，濡细者湿。

痿病肺虚，脉多微缓；

或涩或紧，或细或濡。

风寒湿气，合而为痹；

浮涩而紧，三脉乃备。

五疸实热，脉必洪数；

涩微属虚，切忌发渴。

脉得诸沉，责其有水；

浮气与风，沉石或里。

沉数为阳，沉迟为阴；

浮大出厄，虚小可惊。

胀满脉弦，土制于木；

湿热数洪，阴寒迟弱。

浮为虚满，紧则中寒；

浮大可治，虚小危极。

五脏为积，六腑为聚；

实强者生，沉细者死。

中恶腹胀，紧细者生；

脉若浮大，邪气已深。

痈疽浮散，恶寒发热；

若有痛处，痈疽所发。

脉数发热，而痛者阳；

不数不热，不疼阴疮。

未溃痈疽，不怕洪大；

已溃痈疽，洪大可怕。

肺痈已成，寸数而实；

肺痿之形，数而无力。

肺痈色白，脉宜短涩；

不宜浮大，唾糊呕血。

肠痈实数，滑数可知；

数而不热，关脉芤虚。

微涩而紧，未脓当下；

紧数脓成，切不可下。

妇人之脉，以血为本；

血旺易胎，气旺难孕。

少阴动甚，谓之有子；

尺脉滑利，妊娠可喜。

滑疾不散，胎必三月；

但疾不散，五月可别。

左疾为男，右疾为女；

女腹如箕，男腹如釜。

欲产之脉，其至离经；

水下乃产，未下勿惊。

新产之脉，缓滑为吉；

实大弦牢，有证则逆。

小儿之脉，七至为平；

更察色证，与虎口纹。

奇经八脉，其诊又别；

直上直下，浮则为督。

牢则为冲，紧则任脉；

寸左右弹，阳跷可决。

尺左右弹，阴跷可别；

关左右弹，带脉当诀。

尺外斜上，至寸阴维；

尺内斜上，至寸阳维。

督脉为病，脊强癫痫；

任脉为病，七疝瘕坚。

冲脉为病，逆气里急；

带主带下，脐痛精失。
阳维寒热，目眩僵仆；
阴维心痛，胸胁刺筑。
阳跷为病，阳缓阴急；
阴跷为病，阴缓阳急。
癫痫瘈疭，寒热恍惚；
八脉脉症，各有所属。
平人无脉，移于外络；
兄位弟乘，阳溪列缺。
病脉既明，吉凶当别；
经脉之外，又有真脉。
肝绝之脉，循刀责责；
心绝之脉，转豆躁疾。
脾则雀啄，如屋之漏；
如水之流，如杯之覆。
肺绝如毛，无根萧索；
麻子动摇，浮波之合。
肾脉将绝，至如省客；
来如弹石，去如解索。
命脉将绝，虾游鱼翔；
至如涌泉，绝在膀胱。
真脉既形，胃已无气；
参察脉症，断之以臆。